지방이 범인

The Prevent and Reverse Heart Disease

지방이 범인

초판1쇄 발행 2015년 4월 15일
개정판 1쇄 발행 2018년 4월 1일
개정판 6쇄 발행 2023년 7월 15일

지은이 콜드웰 에셀스틴
옮긴이 강신원
디자인 책만드는사람(010-5526-0928)
펴낸곳 사이몬북스
펴낸이 강신원
출판등록 2006년 5월 9일 제16-3895호
주소 서울시 마포구 월드컵북로 1길 26-13, 202호
전화 02-337-6389
팩스 02-325-7282
이메일 simonbooks@naver.com

등록번호 ISBN 979-11-87330-05-9 13510

이 책은 2015년 출판된 〈당신이 몰랐던 지방의 진실〉의
개정증보판으로 제목을 바꾸어 출판했음을 알려드립니다.

* 잘못된 책은 바꾸어 드립니다.
* 값은 뒤표지에 있습니다.

사망 직전의 환자 18명을 음식으로 살려낸
어느 양심의사의 고백

지방이 범인

콜드웰 에셀스틴(의학박사) 지음
강신원 옮김 | 이의철 감수

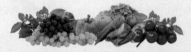

Prevent and Reverse Heart Disease

사이몬북스

황성수:전문의, 황성수 힐링스쿨 교장, 〈현미밥 채식〉 〈당뇨병이 낫는다〉 저자

비만에서 해방되고 생명을 구해줄 책이다.

반드시 읽어보시라!

이의철:전문의, 베지닥터 사무국장, 대전선병원 직업환경의학센터 임상과장

심장병은 존재할 필요가 없는 병이다. 원한다면 얼마든지 없앨 수 있다.

이 책에서 그 답을 찾을 수 있다

존 맥두걸John A. McDougall:의사, 〈살 안찌고 사는 법〉 〈어느 채식의사의 고백〉저자

이 책은 살을 빼고 건강을 되찾는 실질적이고 간단한 방법을 알려준다. 지방으로 인해 전 세계에 만연한 혈관성 질병을 생각해볼 때, 이 분야 최고의 책이라고 단언할 수 있다.

콜린 캠벨Collin Campbell:미국 코넬대학교 교수 〈무엇을 먹을 것인가〉 저자

나는 감히 이 책이 20세기에 실행된 실험결과 중 최고의 성과라고 말할 자신이 있다. 그는 지방의 과잉섭취로 발생한 혈관질환을, 그저 참고 살아야 할 질환에서 완치할 수 있는 것으로 바꾸어 놓았다. 이 책을 읽어보면 당신은 그 이유를 알게 될 것이다.

하워드 리먼Howard F. Lyman:〈성난 카우보이〉 저자

이 책은 뉴턴의 '만유인력의 법칙'에 비견된다. 지금 죽어가는 서구인의 반 정도는 이 책에 쓰여진 에셀스틴 박사의 프로그램으로 누구나 살을 빼고 생명을 구할 수 있다.

메멧 오즈Mehmet Oz:〈내 몸 다이어트 설명서〉On a Diet 저자

전 세계를 떠들썩하게 한 이 과학자가, 아무런 고통도 없이 당신의 녹슨 혈관을 깨끗이 청소할 수 있는 마법을 보여줄 것이다.

마이클 로이젠 Michael Roizen : 〈내몸 다이어트 설명서〉On a Diet 저자

음식만으로도 만성질환을 간단하게 치유할 수 있다는 것을 극명하게 증명해줄 것이다.

딘 오니시 Dean Ornish : 클린턴 대통령 자문의

에셀스틴 박사는, 아주 심한 병이라도 음식 하나만 바꾸어서 아주 쉽게 치료할 수 있다는 것을 처음으로 발견한 이 시대 위대한 선각자다.

버나딘 힐리 Bernadine Healy : 전 미국립보건연구소 소장

에셀스틴 박사는 항상 시대를 앞서왔다. 그의 관심은 항상 지방으로 인해 막힌 혈관을 완벽한 방법으로 치료하는 것이었다. 이제 당신은 병원에 가지 않고도 스스로 치료하는 방법을 듣게 될 것이다.

닐 버나드 Neal D. Narnard : 책임 있는 의료를 위한 의사회(PRCM) 회장

그의 말이 전적으로 옳다. 그가 원하는 방법으로 당신은 심장병을 치료하고 예방할 수 있다. 수십 년의 연구를 통해서 그는 심장병을 예방하는 방법은 물론 치료하는 방법도 밝혀놓았다. 아무리 오랫동안 이 병으로 고생해온 사람도 예외가 없다. 한 세기에 나올까 말까한 이 의사의 책을 강력히 추천한다.

한스 디일 Hans Diehl : 관상동맥 개선프로젝트 설립자

에셀스틴 박사는 약물과 수술이 만연된 현대 의료시스템에서 벗어나, 생활습관과 음식을 바꾸어 완벽하게 심장병을 치료하는 방법을 성공적으로 구축한 자랑스러운 나의 친구다.

마이클 자콥슨 Michael F. Jacobson : 미국 공익과학센터 선임디렉터

당신이 지금 혈관에 문제가 있거나 심장병이 있다면 이 책을 반드시 읽어야 한다. 당신의 생명을 구할 책이기 때문이다.

비만에서 해방되고 생명을 구해줄 책이다.
반드시 읽어보시라!

이 책의 저자 콜드웰 에셀스틴 박사는 나보다 먼저 식물식을 시작했고 심장혈관병 치료에 있어서 나보다 훨씬 더 많은 경험을 갖고 있다. 그는 식물식이요법 분야에서 나의 선배 격이다. 비록 번역판이기는 하나 그만 못한 사람이 더 훌륭한 사람의 책을 추천하는 것은 순리에 맞지 않으나 똑 같은 경험을 한 사람으로써 한국 독자들에게는 꼭 이 책을 권하고 싶어서 용기를 내었다.

에셀스틴 박사는 훌륭한 가문에서 태어나 뛰어난 학벌을 바탕으로 순탄한 의사생활을 시작했다. 남이 부러워하는 명예와 부를 누리고 있으나 채워지지 않는 갈증이 있었다. 현대의학은 엄청난 속도로 발전하고 있으나 고치지 못하는 병은 점점 늘어가고 있고, 많은 돈과 고도의 기술을 발휘하여 적극적인 치료를 하고 있으나 심장혈관병으로 죽어가고 있는 환자들을 바라보고만 있을 수밖에 없는 현실에 무력감을 느꼈다. 대부분의 전문가들과 다르게 자신들이 하지 못하면 할 수 없는 것이라고 자만하지 않고 다른 길을 찾기 시작했다.

먹는 것을 바꾸는 것이 난치병의 해결책이라는 깨달음을 얻고 과감한 실험을 시작한다. 전문가들이 손을 놓은 말기 심장혈관병 환자들을 순식물성식품만 가지고, 막힌 심장혈관을 뚫는 도전을 한 것이다. 지금까지 아무도 상상하지도, 시도해 보지도 않았던 새로운 길을 개척하기 시작했고 그 결과는 놀라웠다. 기적 같은 일들이 일어났다. 음식 이외의 아무런 도구도, 약도 쓰지 않았지만 혈관은 말끔히 청소가 되었던 것이다. 환자들은 죽음의 공포에서 벗어나 일상으로 복귀할 수 있었고 전보다 훨씬 더 활기차고 의욕적인 삶을 살 수 있었다.

12년의 긴 기간에 동료 의사들로부터 많은 비난과 조롱과 무시를 당하면서도 꿋꿋이 이어갈 수 있었던 것은 그만큼 확신이 있었기 때문이다. 누구나 남이 가보지 않은 길을 가기를 두려워한다. 그러나 에셀스틴 박사는 흔들림 없이 목표점에 골인한다.

미국에서 가장 많은 사망원인은 심장혈관병(심근경색)이다. 수많은 사람들이 이로 인해 주어진 수명을 누리지 못하고 서둘러서 세상을 떠난다. 심장혈관병은 미국사람이라면 빈부귀천을 가리지 않고 찾아온다. 그래서 같은 땅에서 살고 있는 에셀스틴 박사가 더 관심을 가졌는지도 모른다.

차이는 있으나 한국도 비슷한 상황이다. 한국에서 심장혈관병으로 사망하는 사람이 두 번째로 많다. 이른바 '심장마비'라고 부르는 사고가 언제, 어디서, 누구에게 발생할지 모르는 현실이 되었다. 심정지가 되었을 때 멎은 심장에 전기충격이 필요하므로 많은 사람들이 모이는 곳에는 자동심장충격기를 의무적으로 설치하도록 되어 있다. 공항, 철도역, 버스터미널, 도시철도역, 학교, 관공서, 아파트 등 사람들이 모이는 장소의 눈에 띄는 곳에 예외없이 준비되어 있다. 이처럼 한국인들도 위태위태하게 살아가고 있는 실정이다. 심장 동맥이 좁아지면 풍선으로 혈관을 확장하거나 그물망을 넣어서 좁아진 곳을 확장시켜 놓거나, 몸의 다른 부위에서 혈관을 떼어와 심장에 붙여 넣는 수술을 받는 사람들이 점점 늘어나고 있다. 시술이나 수술은 적지 않은 위험이 따를 뿐만 아니라 많은 비용이 들고, 이런 것들을 한다고 해도 모든 문제가 해결되는 것이 아니다. 거의 평생 약을 먹으면서 살아야 한다. 또 언제 재발할지 몰라 불안한 마음에서 벗어날 수 없다. 혈관을 좁아지게 하는 식습관을 그대로 가지고 있으면 아무리 물리적으로 혈관을 청소해 놓았다고 해도 다시 좁아진다. 청소만 해 놓고 다시 좁아질 것에 대한 대비가 없으면 당할 수밖에 없다. 현대의학으로는 고비용 고위험 치료법 이외에는 손쓸 방법이 없다.

에셀스틴 박사가 했던 것처럼 완전식물성식품 만으로 좁아진 심장혈관을 말끔히 청소할 수 있다. 이는 쉽고, 돈이 들지 않고, 평생 지속가능하고 재발을 방지하는 확실한 방법이다. 너무 간단해서 효과가 있을 것 같지 않다고 느껴지겠지만 실제로 현미식물식을 하면 기적 같은 일들이 일어난다. 믿어지지 않지만 사실이다. 진리란 원래 단순하고 명확하다. 먹는 대로 피가 달라지고 피가 달라지면 혈관이 달라진다. 좁아져가고 있던 혈관이 넓어진다.

　지금 이 추천사를 쓰고 있는 필자도 고혈압, 당뇨병, 고지혈증, 비만에 동반된 심장혈관병(협심증, 심근경색증)을 갖고 힐링스쿨에 입학하는 분들을 통해 에셀스틴 박사의 실험 내용과 똑 같은 것을 경험한다. 숨이 차서 계단을 걸어 올라가거나 등산을 할 수 없는 사람들이 현미식물식을 하고 1, 2주 뒤에는 건강한 사람들처럼 활동할 수 있게된다. 마음 놓고 걸을 수 있으니 삶의 질이 크게 향상되어 활기차게 살아가는 사람들을 자주 본다. 몸이 좋아지니 새로운 의욕이 생겨 다시 일을 하거나 새로운 사업을 구상하는 사람들도 있다.

　언제 발생할지도 모르는 심장혈관병 환자나 그 가족들은 에셀스틴 박사의 권고를 외면하면 안 된다. 심근경색은 5분 안에 손을 쓰지 않으면 사람을 살릴 수 없다. 분초를 다투는 급박한 상황에 맞닥트리게 되고 순식간에 운명이 결정된다. 심장혈관병을 갖고 있으면 살얼음판을 걷고 있는 것과 같다. 심장혈관병은 약이나 기술로는 위험에서 벗어날 수 없다. 막히면 돌아가야 한다. 안 되는 방법에 집착하지 말고 다른 길을 찾아야 한다. 그 길은 멀리 있지 않고 가까이 있다. 매일 먹는 음식의 종류만 바꾸면 된다.

　고기, 생선, 계란, 우유를 완전히 금하고 현미, 채소, 과일만 먹으면 심장혈관병으로 부터 자유로워진다. 현미식물식의 효과는 매우 강력하고 빠르다. 처음에는 살짝 망설여지지만 조금만 익숙해지면 시중의 휘황찬란한 음식보다 더 담박한 맛을 즐길 수 있다. 무엇을 먹느냐에 따라서 운명이 달라진다. 이제 망설일 시간이 없다. 비만에서 해방되고 생명을 살려줄 책이라 믿는다. 반드시 읽어보시라.

– 황성수(전문의, 황성수 힐링스쿨 교장)

심장병은 존재할 필요가 없는 병이다.
날씬한 몸매는 덤으로 받는 선물이다.
이 책에서 그 답을 찾으시라!

한국인의 25% 가량은 심장과 뇌혈관의 문제, 주로 동맥경화로 사망하고 있다. 상황이 이렇다보니 한국인 누구나 심장과 뇌혈관에 대한 걱정과 공포를 마음 한편에 쌓아두고 있고, 의료 시스템도 이런 걱정과 공포를 기반으로 운영되고 있다. 정기적으로 혈압을 측정하고, 혈액검사를 한 후 이상소견이 있으면 아스피린이나 혈압, 혈당, 콜레스테롤 저하제를 처방한다. 조금이라도 이상증상이 있으면 혈관촬영을 해서 좁아진 혈관을 확인하고 혈관을 넓히기 위한 철망(스텐트)을 삽입한다. 하지만 이런 노력에도 불구하고 상황은 좀처럼 개선되지 않고 있다. 많은 연구들은 이런 치료가 당장의 사망을 막지만, 몇 년 지나 질병이 재발해 사망에 이르는 것을 막진 못한다는 것을 보여준다. 오히려 진단기술이 발달해 환자들이 늘고, 치료를 받아도 재발로 사망하는 사람들이 늘면서 걱정과 공포는 더 커지고 있다.

이런 상황에서 사망선고를 받은 심장병환자들을 20년 더 살 수 있도록 안내한 의사의 경험이 담긴 책은 '가뭄의 단비' 같을 수밖에 없다. 1985년, 병원으로부터 더 이상의 치료는 의미가 없으니 담담히 운명(죽음)을 기다리라는 얘기를 들은 24명의 환자들 중 이 책의 내용을 실천한 환자들은 20년간 심장질환으로 사망한 사례가 없었기 때문이다. 하지만 그 비결은 너무나도 단순하고, 비싸지도 않다. 그래서 오히려 매우 하찮게 보는 사람들도 있다.

저자가 이 책에서 자세히 설명할 치료법은 다름 아닌 '저지방 자연식물식'(low-fat, wholfoods plant-based diet; WFPB 다이어트)이다. 고기, 닭가슴살, 생선, 어패류, 계란, 우유 및 유제품(요구르트, 치즈), 모든 종류의 식용류(올리브유, 카놀라유, 들기름, 참기름까지)를 먹지 말라는 것이다. 만약 이 문장만 보고도 지금 당장 이대로 실천할 수 있다면 바로 이 책을 덮어도 좋다. 이유를 모르더라도 건강을 얻을 것이다. 하지만, 왜 저자나 필자가 이렇게 제안하는지 선뜻 동의가 되진 않지만, 심장병으로 죽길 원치 않는 사람들은 이 책을 읽어보기 바란다. 생각보다 매우 쉽게 책장이 넘어갈 것이다. 그리고 재미있게 책을 읽으면서 사망선고를 받은 사람들이 20년의 인생을 덤으로 챙기게 된 성공비결도 자연스럽게 얻게 될 것이다.

많은 전문가들은 심장질환과 식습관 사이의 확실한 연관성은 없다고 주장한다. 이런 사람들은 한 번도 제대로 식습관에 개입한 적이 없는 사람들이다. 본인은 물론 환자들에게도 말이다. 하지만 저자 및 필자처럼 식습관을 근본적으로 바꾼 경험이 있는 전문가들은 확신을 갖고 주장할 수 있다. 먹는 습관을 바꾸면 심장병은 사라진다고.

사실 심장병의 해결책은 심장병이 없었던 시절 한국인들의 삶에서 찾을 수 있다. 1970년대 초반까지 한국에선 심장병으로 사망하는 경우는 거의 없었다. 1960년대 지중해 사람들에게서 심장병이 적다는 사실에서 지중해식단이 나왔지만, 지중해 식단을 따르더라도 심혈관질환 발생률은 20%대에서 5~6%정도로 줄어들 뿐이다. 하지만, 1970년대 한국에선 1960년대 지중해지역에서보다 심혈관질환이 훨씬 적었다. 거의 없다시피 했다. 심장병뿐만 아니라 배나온 사람도, 고혈압, 당뇨병, 고지혈증도 없었다.

멀리 지중해에서 답을 찾을 것이 아니라 우리나라에서 충분히 답을 찾을 수 있는 것이다. 당시 한국인들은 고봉밥을 먹고, 반찬으로는 채소만 먹었다. 참기름이나 들기름은 비싸서 많이 쓸 수도 없었고, 그냥 참깨나 들깨를 조금 뿌려 맛을 냈다. 콩기름과 같은 식용유도 1971년 처음 나와서 아직 대중적으로 쓰지도 않았고, 설탕도 귀해서 많이 쓰지 않았다. 고기나 생선은 어쩌다 한 번 잔치 때나 구경할 수 있었다. 저자 에셀스틴 박사도 과거 심장병이 없었던 지역의 식습관에서 답을 찾았다.

심장병은 존재할 필요가 없는 병이다. 심장병은 본인이 허락하는 한에서만 존재할 수 있다. 원한다면 얼마든지 없앨 수 있다. 이 책에서 그 답을 찾을 수 있을 것이다.

— 이의철(직업환경의학 전문의, 베지닥터(vegedoctor.org) 사무국장, 〈당신이 병드는 이유〉옮긴이)

나는 감히 이 책이 20세기에 실행된 실험결과 중 최고의 성과라고 말할 자신이 있다.

1991년 여름, 나는 아침 일찍 전화 한 통을 받았다. 오하이오주의 클리브랜드 클리닉Cleveland Clinic에서 근무하는 의사로부터 온 전화였다. 그는 중국에서 진행된 내 연구의 내용이 실린 글을 뉴욕타임스에서 읽었고 그 연구결과에 대해 매우 관심이 있다고 말했다. 그는 나를 애리조나주의 투손Tucson에서 열리는 세미나에 강사로 초빙한 것이다. 그 세미나의 주제는 '전미 제1회 관상동맥질환 치료를 위한 회의'로 좀 거창하게 들렸다.

그러나 그의 단호한 어조에 흥미를 느꼈고 나는 금세 설득당하고 말았다. 더욱이 그가 참가자들을 언급했을 때 나는 차라리 감사함을 느꼈다. 다름 아닌 윌리엄 카스텔리William Castelli 박사(프래밍햄 심장 연구의 디렉터)와 딘 오니쉬Dean Ornish 박사(생활습관과 음식만으로 병을 치료하는 연구로 전 세계적인 명망을 얻은 의사)가 참석한다는 것이었다. 오히려 마음이 설레었다. 지금은 모두가 알고 있지만, 그 당시만 해도 지방의 섭취와 심장병이 서로 관련이 있다고 언급한다는 것조차 매우 놀랄만한 일이었다. 그런데 음식으로 관상동맥질환을 완치시킨다고? 그것은 일종의 혁명과 같은 말로 들렸다.

세미나는 매우 성공적이었다. 어쩌면 의학계의 혁명같은 사건이었다. 이 모든 것을 주도한 이는 누구였을까? 바로 이 책의 저자인 에셀스틴 박사다.

나와 나의 아내 카렌은 에셀스틴 박사와 그의 열정적인 아내 앤과 매우 친하게 지냈다. 나는 종종 그를 나의 강연회에 강사로 초빙하곤 했다. 그럴 때마다 나는 그의 엄청난 연구결과에 충격을 받았고 존경심마저 갖게 된 것도 사실이다.

나는 감히 이 책이 20세기에 실행된 실험결과 중 최고의 성과라고 말할 자신이 있다. 그는 지방의 과잉섭취로 발생한 혈관질환을, 그저 참고 살아야 할 질환에서 완치할 수 있는 것으로 바꾸어 놓았다. 이 책을 읽어보면 당신은 그 이유를 알게 될 것이다.

이 책은 아주 쉽게 써졌다. 의사, 요리사, 주부 등 건강에 관련 있는 사람들뿐만 아니라 다이어트에 관심 있는 모든 사람들이 반드시 읽어야 할 필독서라고 주장하고 싶다. 그가 말하는 메시지를 무시한다면 당신은 매우 위험에 처할 수 있다. 이 책에는 어떠한 상업적인 내용도 없다. 무슨 약을 먹으라거나 병원에 가서 무슨 치료를 받으라는 말은 한 마디도 찾을 수 없을 것이다. 다만 당신이 그의 충고대로 실천한다면, 날씬한 몸과 맑은 영혼을 선물로 받을 수 있을 뿐이다.

- 콜린 캠벨Collin Campbell(미국 코넬대학교 교수 〈무엇을 먹을 것인가〉 저자)

당신이 몰랐던 지방의 진실

아직까지도 고기와 지방이 몸에 좋다는 망령이 이 지구상에서 떠나지 않고 있다. 축산업계와 식품회사의 엄청난 지원을 받아, 그들의 수익을 창출해주는 의사들의 논문과 서적들이 방송가와 서점가를 망령처럼 떠돌고 있다는 말이다. 그렇다면 그렇게 주장하던 고지방 옹호론자들의 말로가 얼마나 처참했는지 한 번 살펴보기로 하자.

당신은 '황제다이어트'라는 말을 들어봤을 것이다. 이 다이어트는 고기와 지방과 채소를 많이 먹고 탄수화물(현미, 감자, 고구마 등)을 제한하는 식사법이다. 역사는 1972년으로 올라간다. 로버트 엣킨스 Robert Atkins 박사가 나타났다. 1972년 〈다이어트 혁명〉Diet Revolution 이라는 책을, 2002년에 〈새로운 다이어트 혁명〉Atkins' New Diet Revolution 이라는 책을 출판한다. 수도 없이 많은 미국인들이 그의 다이어트를 추종했고 그의 식사법을 따랐다. 그러나 하늘에서 지구에 내려온 메시아처럼 예수와 같은 영광을 한 몸에 받던 엣킨스는 그 해 4월 첫 번째 심장마비를 겪는다. 그는 독자들에게 동맥경화가 아니었다고 주장했다. 그러나 그는 1년 후 다시 뉴욕 맨해튼에서 걷다가 넘어지면서 머리를 다치고 수술 후유증으로 사망하게 된다. 검시관은 고혈압을 앓고 있던 엣킨스가 심장마비를 겪었고 심부전 직전이었다고 발표했다. 심장마비로 넘어져 머리를 다친 것이 사망원인이라는 것이다. 사망 전 엣킨스의 몸무게는 120kg에 달했다. 하지만 엣킨스를 지지하는 사람들은 심장마비가 겨우 딱 한 번뿐이었다고 주장했다. 그러나 그것도 결국 거짓말로 판명되었다.

이후 스티븐 번스Stephen Byrnes 박사도 역시 같은 맥락의 책을 썼다. 탄수화물이 모든 문제의 원인이고 지방을 먹어야 심장병을 예방할 수 있다고 주장했다. 그는 2001년 〈다이어트와 심장병, 당신의 생각과는 다르다〉Diet & Heart Disease It's not what yoy think라는 책을 냈다. 스티븐 번스의 식단 역시 버터, 크림, 계란, 고기, 유제품 등이 주를 이루었다. 하지만 그는 2004년 42세의 나이에 갑자기 뇌졸중으로 사망했다. 겨우 42세였다.

로버트 수Rovert K. Su 박사도 있다. 중국계 미국인이자 마취과 의사인 그는 2009년에 〈탄수화물이 당신을 죽인다〉Carbohydrates Can Kill라는 책을 발간했지만 그에게 갑자기 통풍이 찾아왔다. 바람만 불어도 아프다는 그 통풍 말이다. 단백질 섭취가 증가하게 되면 요산수치가 불안정해져 통풍이 발생하기 쉽다. 과도한 고기섭취가 통풍을 유발한 한 것이다. 그리고 2013년 동맥경화로 인해 71세에 사망하게 된다. 다이어트를 시작 한 지 10년 만에, 책을 출판한지 4년 만에 동맥경화로 사망했다.

세스 로버츠Seth Roberts 박사는 의사가 아니었다. 그는 버클리 대학의 심리학과 교수였다. 고지방 다이어트 옹호자였던 세스 로버츠는 '구석기 다이어트'를 하기 시작했고 고지방섭취가 타당하다고 믿게 되면서 엄청난 양의 포화지방을 먹기 시작했다. 2007년 〈샹그릴라 다이어트〉Shang-Ri La Diet라는 책을 출판했다. 버터를 먹으면 수학계산이 빨라진다는 주장을 하며 매일 66g의 버터를 1년 동안 매일 아침마다 먹기도 했다. 하지만 세스 로버츠 역시 2014년 61세의 나이로 산책 중 쓰러지면서 사망하게 된다. 사인은 폐쇄 관상동맥질환, 심장비대증이었다. 책을 출판한지 7년 만에 사망한 것이다.

이들 뿐이던가? 옐친, 네루, 처칠, 이 세 사람의 공통점은 무엇일까? 그렇다. 모두 위대한 정치가였다. 그런데 또 하나의 공통점이 있다. 바로 혈관질환으로 사망했다는 사실이다. 옐친은 동맥경화로 여러 번의 수술을 받았지만 결국 심근경색으로 사망했다. 네루도 뇌졸중을 앓다가 심근경색으로 사망했고, 처칠도 2번의 뇌졸중을 앓다가 3번째에 결국 사망했다.

위에 열거한 모든 사람들은 혈관질환으로 사망했다. 고기와 지방을 먹어야 살이 빠지고 건강해진다던 그들 모두 심장마비와 같은 혈관질환으로 사망했다는 말이다. 책의 전반부에 너무 슬픈 이야기만 했다. 그러나 세상엔 기쁜 이야기도 넘쳐나는 법이다. 음식을 바꾸어 사망 직전에 부활한 사람들의 이야기를 하기 위해서 나는 지금 이 책을 쓰고 있다.

이 책을 쓰게 된 동기는 30여 년 전으로 거슬러 올라간다. 그 당시 나는 클리블랜드 클리닉에서 외과의사로 근무하고 있었다. 이 병원은 매년 수많은 환자가 몰려와 세계적인 심장센터로 유명세를 치르고 있었다.

사실 외과의사는 수많은 도구를 사용해서 치명적인 질병과 싸울 수도 있고 환자를 치료할 수도 있다. 그러나 내과의사의 경우는 그렇지 못한 것이 현실이었다. 몇 달 밖에 살 수 없다고 사망선고를 내린다는 것은 환자에게나 의사에게나 가장 힘든 일이다. 적어도 1985년 전까지는 그랬다. 우리 병원에 온 환자들은 미안하다는 의사의 말을 인정할 수밖에 없었던 것이다. 그것은 육체와 영혼 모두에게 내려지는 사망선고였다.

환자들의 사기를 꺾는 가장 심한 말은 어떤 치료를 해도 효과가 없으니 집으로 돌아가라는 말이다. 그들에게 수없이 많은 수술을 실행했는데도 말이다. 심장수술, 혈관확장시술, 스텐트시술 등 첨단의학을 동원해도 효과가 없을 때는 의사도 어찌할 수가 없다. 대부분의 남자는 성기능을 잃게 된다. 거의 대부분 가슴통증과 협심증이라는 무시무시한 상황에 직면하게 된다. 어떤 환자는 너무 고통스러워 누울 수조차 없을 정도여서 앉아서 잠을 청해야 한다. 아주 극소수의 사람만이 밖에서 조금 걸을 수 있을 뿐이고, 대부분은 통증없이 병실을 걷기가 힘든 처지가 된다. 그야말로 반송장이 되는 것이다.

환자들은 아무런 대안이 없기 때문에, 의사가 확신을 가지고 있는 치료방법에 동의할 수밖에 없는 상황에 놓이게 된다.

　이때 나는 인생을 포기하지 말고 다음과 같은 것들을 포기하라고 강하게 주장해왔다. 기름에 튀긴 패스트푸드와 스테이크, 그리고 유제품과 이별하는 것이 살 길이라고 말이다. 한마디로 지방을 식탁에서 없애라는 말이다. 만일 여러분이 내가 원하는 방법에 따라서, 대부분의 서구인들이 먹는 음식과 전혀 다른 음식을 먹는다면, 의사가 내린 사망신고서를 '부활신고서'로 바꿀 수 있다고 나는 감히 주장한다. 성경에 나오는 '무덤에서 부활한 나사로'처럼 말이다. 더 나아가서 현재 미국인의 사망원인 1위를 달리고 있는 심장질환은, 수술용 칼을 전혀 사용하지 않고 단번에 없앨 수 있는 종이호랑이에 불과하다고 자신 있게 외칠 수 있다. 나는 지금 농담을 하고 있는 것이 아니다. 12년 동안의 실험결과를 당신에게 공개하는 것이다. 사망예정서를 받아들고 장례절차를 준비하던 환자 18명 모두를 살려낸 이야기를 당신에게 하려는 것이다.

　이제 사람들은 많이 현명해졌다. 최근 들어 많은 사람들이 '무엇을 먹느냐'에 따라서 심장병이 개선될 수 있다는 사실을 알게 되었다. 내가 이 연구를 하기 전에만 해도, 사람들은 그런 사실을 전혀 몰랐다. 개인적으로도 심장병은 내게 엄청난 위협이었다. 우리 가족 중에서 많은 분들이 일찍 돌아가셨기 때문이다. 의사인 아버지는 42세에 역시 의사인 장인어른은 52세에 처음 심장병에 걸리셨고, 그 이후 여러 번의 수술에도 불구하고 모두 젊은 나이에 돌아가셨기 때문이다.

나는 새로운 생명을 찾기 위한 각종 연구를 거듭한 끝에 한 가지 결론에 도달했다. 바로 저지방식사 즉, 식물식*이다. 한편 나도 모르는 사이에 존 맥두걸John A. McDougall 박사와 딘 오니시 박사가 음식 습관을 바꾸어 병을 치료하는 연구를 시작하고 있었다. 그들은 미국 서부에서 나는 동부에서 서로 전혀 모르는 사람들이 동시대에 같은 연구를 진행하고 있었던 것이다.

병이 치료될 수 있다는 실낱같은 희망을 가지고 나를 찾아온 대부분의 환자들은 지금 모두 새 생명을 얻었다. 나의 권유로 음식습관을 바꾼 대부분 환자들의 심장병은 완치되었다. 심장병뿐만 아니라 모두 날씬해졌으며, 당뇨, 고혈압과 같은 만성질환도 치유되었다. 당신도 가능하다. 누구나 가능하다. 바로 그 환자들이 약물과 수술 없이도 심장병이 완치될 수 있다는 것을 증명해 냈다. 그들은 나의 신념을 재확인시켰고 그로 인해 나는 수백만 명의 환자들을 대상으로 강연과 치료를 계속해나갈 수 있었다. 심장을 살리는 음식을 먹는다는 것은, 다른 수많은 질병(중풍, 고혈압, 비만, 골다공증, 당뇨 등)을 치료하는 음식을 먹는 셈이 된다. 그것은 치매를 예방하는 것과도 직결된다. 혈관질환을 비롯한 거의 대부분 만성질환의 범인이 지방이라

---

* 채식이란 단어는 각종 가공식물성 식품인 설탕과 식용유 등이 과도하게 사용된 식품을 포함하고 있다. 따라서 채식활동가들은 고기, 생선, 계란, 우유를 먹지 않으면 동물들의 희생을 줄일 수 있어 만족해하는 것이 현실이다. 그러나 저자가 채식Vegan, Vegetarian Diet과 구분되는 의미로서 식물중심의 식사Plant-based Diet 라는 용어를 사용하고 있는 만큼 그 의도를 살려서 채식 대신 식물식으로 표현하기로 한다–감수자

는 사실을 증명해낸 셈이다.

이 책은 처음 내게 몸을 의탁해온 환자들의 것이다. 나는 다만 기록했을 뿐이다. 그들은 관상동맥질환의 치료라는 실험에 세계 최초로 동참했으며 새로운 생명을 얻었다. 물론 모두 살이 빠져 날씬해졌고 영혼이 맑아오는 것도 체험했다. 우리는 모두 단순하게 살아야 한다. 그래야 육체와 영혼이 맑아질 수 있다. 그 출발점은 단순하게 먹는 것으로 시작된다.

자 이제 내 환자들의 흥미진진한 이야기를 시작해보겠다.

나의 아내 앤(Ann)과
나에게 생명을 맡겨준 환자들에게
이 책을 헌정한다.

CONTENTS

Prevent
and
Reverse Heart Disease

1장

음식으로 모든 병을
치료한다고?

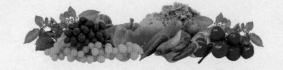

• • •

과거 어떤 때도 오늘날처럼 심장병과 심장수술에 집착해서 광신적으로 그 산업을 확장하던 때는

없었다. 미국은 세계인구의 5% 밖에 되지 않는다. 그러나 전 세계 병원에서 행해지는 혈관확장

시술 및 관상동맥우회시술의 50%가 미국에서 행해지고 있다.

"1996년 11월 금요일로 기억합니다. 나는 하루 종일 수술을 했죠. 일이 끝나고 사람들에게 인사를 하고 퇴근하려는데 두통이 심하게 왔어요. 아주 순식간이었죠. 의자에 앉았는데 몇 분이 지나자 이번엔 가슴통증이 찾아왔어요. 조금 있다가 팔과 어깨를 거쳐 입으로까지 통증이 번졌습니다."

누구 얘기일까? 바로 나의 선배 조 크로우Joe Crowe 박사의 경험담이다. 나는 클리브랜드 클리닉에서 유방암과 과장으로 있었는데 그는 나의 전임자이기도 했다. 그는 심장마비(심근경색)를 일으켰다. 그의 나이 겨우 44살 때의 일이다. 가족 중에 심장질환이 있는 사람도 없었다. 그는 살도 찌지 않았고 당뇨병도 없었다. 고혈압도 없었고 콜레스테롤 수치도 정상이었다. 그럼에도 불구하고 상태가 매우 심각했다.

이 책에서 나는 조 크로우 박사를 포함해서 많은 환자에 대한 이야기를 할 것이다. 나는 이 분야에서 30년 가까이 일해 왔다. 나는 '지방이 어떻게 우리 몸을 병들게 하는가'에 관해, 특히 혈관문제를 중심으로 이야기를 펼쳐갈 것이다. 특별히 관상동맥질환(심장동맥질환)이 나의 전문분야다. 나는 아주 혁명적이면서도 단순한 방법으로 조 크로우 박사와 모든 환자들을 치료했다. 질병이 영원히 사라지게 한 것이다. 나는 약도 사용하지 않았고 칼도 들지 않았다. 나의 메시지는 명확하고 단호하다. '혈관질환은 반드시 치료됩니다. 더 이상 재발할 가능성은 1%도 없습니다' 바로 이것이다. 나의 꿈은 지방 때문에 발생하는 질병들을 지구상에서 완전히 사라지게 하는 것이다. 특히 심장병은 현대 서구사회의 각종 만성질환 중에서 가장 독성이 강한 재앙이다.

증거는 넘쳐난다. 관상동맥질환은 서양에서, 남녀를 불문하고 사망순위 1위이다. 미국만 놓고 보면 1년에 50만 명이 이 병으로 사망한다. 그러니까 룩셈부르크와 같은 나라의 인구 전원이 지구상에서 매년 사라진다는 말이다. 이보다 무려 3배의 사람들이 심근경색과 관련된 질병을 앓는다. 아주 미미한 증상을 가진 환자로부터, 치명적인 증상이 나타날 때까지 전혀 감지하지 못하는 침묵의 환자까지 포함한다면, 심장병환자는 1년에 3백만 명이 넘을 것으로 추정된다. 미국남자 2명중 1명, 미국여자 3명중 1명이, 살아가면서 반드시 이 질병을 경험한다는 말이 되는 것이다.

이 세기말적 유행병의 대가는 가혹하다. 미국의 경우 매년 심장병에 들어가는 비용이 무려 2500억불(275조원)이다. 이는 미국의 이라크침공에 2년 반 동안 사용한 금액이며, 미국 전체 연구 및 개발비(국가방위 R&D 포함)의 2배에 해당하는 금액이다.[1] (참조: 대한민국 1년 예산 약 400조, 옮긴이)

그러나 더욱 놀라운 것은 이 모든 금액이 심장병의 예방에 사용되지 않고, 단순히 심장병의 증상을 치료하는 데에만 사용된다는 사실이다. 스텐트, 레이저, 풍선 등을 사용해서 막힌 혈관을 뚫는 각종 의학적 치료와 뇌졸중을 위한 심장약 등에만 사용된다는 사실이다. 이러한 시술방법은 각종 부작용을 불러일으켜 사망에도 이르게 할 수 있는 위험한 방법이다. 설사 이런 시술이 성공한다고 해도 일정기간 증상을 완화시키는 역할밖에 할 수 없음은 너무도 자명한 사실이다. 실제로 질병을 치료할 수 없을 뿐만 아니라 질병예방과도 전혀 관련이 없는 일에만 엄청난 예산을 쓰다니…

양심있는 의사의 입장에서 보면 절대 동의할 수 없는 방법이다. 비유를 한번 해보자. 만일 수백만 명이 절망의 심정으로 행진을 하는데, 절벽에서 떨어지기 바로 직전에 딱 한번만 구할 시도를 해보는 것과 무엇이 다를까? 절벽이 아닌 다른 방향을 알려주어야 하고, 어떻게 걸어가야만 절대 절벽에서 떨어지지 않는지 구체적으로 알려주어야 하지 않느냐 말이다. 지금 심장수술을 하면서 막대한 부를 축적하고 있는 의사들과 의료계는 이 질문에 대답하길 바란다.

관상동맥질환은 100% 예방이 가능하다. 설사 현재 진행 중이라도 바로 멈추어 세울 수 있다. 절망적인 상태를 반드시 역전시킬 수 있다. 나는 지난 30여 년 동안 계속해서 이 분야를 연구해왔다. 나는 약도 사용하지 않았고, 값비싼 의료시술도 전혀 개입시키지 않았다. 핵심은 유전적인 것도 아니고 체질적인 것도 아니었다. 바로 음식이다. 지방 가득한 서구식 식습관을 버리는 것이 핵심이다. 지방 가득한 음식을 먹으면서 현재 당신의 콜레스테롤 수준을 유지한다면 어떤 방법도 소용이 없다. 시중의 아무리 유명한 의사들도 결코 당신의 병을 치료할 수 없다. 잠깐 피를 흐르게 할 뿐, 당신은 다시 그 죽음의 절벽으로 떨어질 수밖에 없다는 말이다.

내가 추천하는 음식 프로그램에는, 만성질환을 유발하는 어떤 것도 포함되어 있지 않다. 나는 종종 환자들에게 그들의 혈관질환을 집에 불난 것과 비교해서 설명하곤 한다. 지방 가득한 음식 때문에 심장질환에 걸린 것이 집에 불이 난 것과 같다면, 당신이 계속 같은 음식을 먹는다는 것은 불난 집에 휘발유를 계속 뿌리는 것과 무엇이 다르단 말인가? 문을 열고 잠을 잔 탓에 도둑이 집안의 보석을 훔쳐갔는데, 새 보석을 사놓고 또 다시 집안 문을 열고 잠을 자는 것과 무엇이 다르다는 말인가?

나는 나의 환자들이 휘발유를 드럼통으로 뿌리길 바라지 않는다. 휘발유를 더 이상 뿌리지 말아야만 불길을 잡을 수 있다. 나는 또한 당신이 오늘 밤 문을 열어놓고 보석도둑을 초대하지 않길 바란다. 근본적이고 지속가능한 방식, 즉 먹는 방식을 바꾸어야만 심장병을 끝낼 수 있다는 말이다. 프로그램의 아주 간단한 규칙을 말해보겠다.

당신은 어쩌면 알고 있지만 실천을 못하고 있을 수도 있다. 당신은 어쩌면 전혀 몰랐던 사실일 수도 있다. 너무 간단해서 실망할 수도 있다. 그러나 인생에서 해답은 의외로 단순한 곳에 있다. 진실은 항상 단순한 법이다.

- 생선 및 고기는 어떤 것도 먹지 말아야 한다.
- 우유 및 우유로 만든 어떤 제품도 먹지 말아야 한다.
- 어떤 종류의 기름도 먹지 말아야 한다.

  (올리브 오일 및 건강에 좋다는 어떤 기름도 안 된다. 뒤에서 자세히 설명하겠다)
- 아보카도 및 견과류도 먹지 말아야 한다.

그러나 당신은 다음과 같이 맛있고 영양이 풍부한 음식은 마음껏 먹어도 된다.

- 아보카도를 제외한 모든 채소, 푸른색 채소 및 뿌리식물, 노랑, 빨강, 노란색 등 모든 색깔의 잎채소.
- 완두콩, 렌틸콩을 비롯한 각종 콩류.
- 통곡물, 그리고 어떤 첨가물도 없이 통곡물로만 만들어진 각종 빵이나 파스타.
- 모든 종류의 과일.

상태가 좀 심각한 환자를 상대로 실시한 12년 동안의 연구결과(나중에 자세히 언급하겠다)는 놀라웠다. 내 프로그램을 충실히 따른 사람들은 모두 완벽하게 치료되었다. 식습관을 완전히 바꾸어 프로그램의 원칙에 100% 따라준 환자들의 경우, 불과 몇 주 만에 협심증(심장혈관이 좁아져서 가슴을 쥐어짜는 듯한 통증이 느껴지는 증세)이 사라졌고 스트레스 테스트결과도 정상으로 회복되었다. 불과 몇 주 만에 일어난 일이다.

앞에서 언급했던 나의 선배 조 크로우 박사의 경우를 생각해보자. 1996년의 심장마비 이후 검진한 결과를 보면, 좌전하행 관상동맥의 1/3 가량이 완전히 막혀있었다. 이 동맥은 심장의 앞부분에 혈액을 공급하는 혈관으로 막히면 심각한 문제가 발생하게 된다. 그는 40대의 젊은 나이였고 아내와 세 아이가 있는 가장이었다. 따라서 그는 수술 중 사망할 수도 있는 어떤 조치도 취하지 않았다. 바이패스시술(관상동맥우회시술), 혈관확장시술, 스텐트시술(금속망을 삽입하여 혈관을 넓히는 시술) 등 어느 것도 선택하지 않았다. '의사는 수술을 받지 않는다'라는 말이 있는데 그도 그 격언을 몸소 실천해 보인 셈이다. 그는 그 상황을 전혀 받아들일 수도 이해할 수도 없었다. 그는 항상 성실하게 운동했으며, 담배도 피우지 않았고, 총콜레스테롤 수치도 156mg/dL(일반적으로 200 이하면 정상, 200~240이면 위험, 240이 넘으면 매우 위험)로 정상이었다. 생활습관도 건전했고 수치상으로도 문제가 없어서 그런 몹쓸 병이 생길 이유가 전혀 없었던 것이다.

그는 심장질환이 나의 관심분야라는 것을 잘 알고 있었다. 증상이 있고나서 2주 후에 그와 그의 아내 매리를 우리 집에 초대했다. 나는 그들에게 내가 가지고 있는 생각과 실험결과를 아주 상세하게 설명해주었다. 그들은 내가 식물식 중심의 식사만이 병을 치료할 수 있다는 설명의 요지를 금방 알아차렸다. 선택의 여지가 없었고 그들은 곧바로 실행에 옮겼다.

"벼랑 끝에 선 기분이었지만 실낱같은 희망을 발견한 기분이에요." 조의 아내 매리가 식사 후에 그렇게 인사했다. 그들은 즉시 나의 프로그램에 승선했다. 콜레스테롤 강하제와 함께 병원에서 주는 모든 약봉지를 휴지통에 버리면서 치료에 대한 새로운 방향틀을 잡았다. 그들은 마치 중세의 수도사처럼 엄격하게 규칙을 따라왔다. 결국 총 콜레스테롤 수치는 89까지 떨어졌고 LDL(나쁜 콜레스테롤) 수치는 98에서 38까지 떨어졌다.

나의 충고에 따라 식물식위주의 자연식으로 바꾸고 2년 반 쯤 지났을까. 그는 아주 바쁜 시간들을 보내고 있었고 그만큼 스트레스도 심했다. 어쩌다 한 번 가슴이 불편한 느낌도 들곤 했다. 그의 담당 심장전문의(조 크로우 박사 또한 의사였지만)는 협심증의 재발을 의심했고 정밀검사를 다시 받게 되었다.

혈관촬영검사의 결과가 나오는 날, 나는 퇴근 후에 그의 사무실을 방문했다. 서로 반갑게 인사를 나눈 후에 조 크로우 박사는 내게 눈물을 보였다. 나는 괜찮으냐고 걱정스럽게 물었다.

"당신이 내 목숨을 구했어요. 혈관이 완벽하게 청소되었습니다. 이 사진을 보세요. 어린아이처럼 깨끗하지 않나요. 감사합니다. 박사님."

그가 기쁨에 벅차 눈물을 보인 것이다.

10년이 흐른 후 그의 아내 매리는 10년 전 우리가 가졌던 저녁식사를 다음과 같이 회상했다. "에셀스틴 박사를 만난 것은 행운이었어요. 그날 이후로 우리는 먹는 방식을 완전히 바꾸었습니다. 그것은 마치 혼탁한 공기가 가득한 공장에서 신선한 공기가 가득한 산골로 이사 온 것과 같아요. 우리 가족은 최근 10년 동안 공장의 더러운 공기를 마신 적이 없습니다."

나중에 나는 그에게 어떻게 그리 빨리 식생활을 바꿀 수 있었냐고 물었다. 그의 대답은 아주 간단했다. "당신의 충고가 처음 제안 받은 치료법이었어요. 물론 저는 박사님을 신뢰했구요. 그러니까 다른 방법을 생각하지 못했던 거죠. 만일 누군가 내게 혈관확장시술을 먼저 권했다면 아마 그렇게 했을 겁니다. 그럼 식물식은 두 번째로 시도했겠죠."

30년 가까이 내가 환자의 병을 고쳐온 방식은 당신에게도 똑같이 적용될 것이다. 그렇게 하면 당신은 심장마비에 걸릴 위험이 사라질 것이다. 식물식이 관상동맥질환을 치료한다는 증거는 수도 없이 많다. 심장을 살리는 음식을 먹는다는 것은, 다른 수많은 질병(중풍, 고혈압, 비만, 골다공증, 당뇨 등)을 치료하는 음식을 먹는 셈이 된다. 그것은 치매를 예방하는 것과도 직결된다. 또한 음식습관 때문에 발생하는 각종 만성질환(발기불능, 유방암, 전립선암, 결장암, 직장암, 자궁암 등)으로부터 당신을 구해줄 것이다. 모든 질병은 혈관병이기 때문이다. 또한 이런 방식으로 깨끗하고 신선한 음식을 먹는다면 기대하지 않았던 새로운 선물도 받게 될 것이다. 칼로리를 계산하지 않고도 몸무게 때문에 걱정할 일이 없어질 것이다. 비만이었던 사람은 날씬하게 될 것이며 아무리 먹어도 다시는 살이 찌지 않을 것이다. 내가 장담한다.

요즘 들어 많은 의사들도 음식이 건강에 아주 중요한 역할을 한다는 사실을 알게 되었다. 우습지 않은가? 불과 몇 십 년 전만 해도 그런 얘기를 하는 의사가 거의 없었다는 말이다. 옛날에는 거의 '병원에 오셔서 반드시 전문가와 상의하셔야 합니다'였다. 그러나 요즘은 음식습관이 질병을 예방하고 치료하는데 결정적이라는 사실을 조금씩 자각하게 되었다. 그러나 많은 이유로 현대의료계는 이처럼 중요한 사실에 대해 목소리를 높이지 않는 것도 현실이다. 의식 있는 의사들은 이를 심각하게 여기고 있는데 의료산업은 반대한다는 말이다. 사실 대부분의 내과의사의 경우 영양문제나 음식문제는 관심사항이 아니다.

TV에 나와서 '이것을 먹고 저것을 먹지마라'고 얘기하는 의사들은, 당신과 똑같이 신문과 잡지와 책에서 듣고 배운 것들을 얘기할 뿐이다. 그들이 당신보다 음식에 대해 전문가일 것이라고 생각한다면 그것은 완전히 착각이다. 의사들의 교육과정에서도 음식에 관한 내용은 거의 찾아볼 수 없다. 과거에도 그랬듯이 지금의 모든 의대생들도, 약품사용법이나 수술법 등만 배운다. 질병을 예방하는 어떤 것도 수업내용에 없다. 그럼에도 불구하고 당신은 의사가 한 말을 철석같이 믿는다. 이 의사는 저렇게 말하고 저 의사는 반대로 말하는데도 불구하고, 당신은 이 의사의 말을 믿다가 다시 저 의사의 말을 또 믿는다. 당신은 의사가 예수 다음으로 훌륭한 직업이라고 믿기 때문이다.

사실 의사라는 직업은 환자가 건강한 삶을 살도록 충고하는 일과 전혀 상관이 없는 직업이다. 모든 인간이 건강하게 살아간다면 의사라는 직업은 존재이유가 없기 때문이다. 자기의 막대한 수입을 팽개치고 음식으로 병을 고치라고 주장한다면 그는 의사일 필요가 없는 것이다.

지난 100년 동안 미국의학계의 질병치료 방법은 엄청난 진보(?)를 거듭해왔다. 수술방법의 진화가 대표적인데 그야말로 숨을 쉴 새도 없이 발전해왔다. 강제로 설사를 하게 한다거나, 피를 빼는 방혈법이나, 신체일부를 절단하는 수술에 그쳤던 19세기에 비하면 그야말로 몇 광년이 지난 듯이 비약적으로 발전해온 셈이다. 그러나 수술이라는 것은 너무도 많은 문제점들이 있다. 우선 비용이 많이 들고, 신체적으로 고통스러우며, 정신적으로 두려움을 갖게 하고, 불구로 만들거나 외모를 망가뜨린다. 그러나 무엇보다도 수술은, 질병을 근본적으로 치료하지 못하는 임시방편적인 방법이라는 것이 가장 치명적인 약점이다. 생리학적인 문제를 기계적인 방법으로 해결하려니 문제가 생기지 않을 수 없는 것이다. 이것이 핵심이다.

과거 어떤 때도 오늘날처럼 심장병과 심장수술에 집착해서 광신적으로 그 산업을 확장하던 때는 없었다. 미국은 세계인구의 5% 밖에 되지 않는다. 그러나 전 세계 병원에서 행해지는 혈관확장시술 및 관상동맥우회시술의 50%가 미국에서 행해지고 있다. 이것은 미국만의 문제가 아니다. 이 수술유행병은 앞으로 유럽을 거쳐 한국, 일본, 중국 등 아시아 국가에게도 확산될 것이다. 벌써 확산되었다고 표현하는 것이 맞을 것이다. 첨단의학이라는 것은 매우 로맨틱해서 드라마의 소재로 매력적인 것도 이유가 된다. 그래서 각종 미디어에서 즐겨 다루고 드라마로 사용된다.

몇 년 전 세상을 떠들썩하게 했던 인공심장수술 사건을 기억할 것이다. 그 수술을 받았던 대부분의 환자들은 모두 몇 주 만에 사망했다. 자기 생명을 지탱해주는 기계에 지탱하다가 숨을 거두었다. 미디어는 인공심장에 대해 대대적으로 보도하고 열광했지만, 나중에 모두 사망한 사실은 보도하지 않았다. 미디어와 의료산업이 합동으로 그토록 아름다운 인생들을 잔인하게 파괴해버린 것이다. 그럼에도 불구하고 의료기계는 인간의 상상력을 끊임없이 왜곡시키면서 나날이 발전하고 있는 것이 아픈 현실이다.

당신도 아시는 바와 같이, 만일 의사가 자연치료와 같이 전혀 다른 방법으로 병을 치료한다면 그 의사는 가난해질 수밖에 없다. 그래서 의료산업은 계속해서 첨단 의료행위를 의사에게 강요하는 것이다. 수백만의 환자들은 아무런 의심도 없이 치료를 받다가, 그런 식으로 또 다른 의료행위의 희생양이 되는 것이다. 첨단시설을 갖춘 병원들은 공공의료행위와 무관하다. 그들은 질병들을 끌어안고 살아야만 하는 거대한 궁전임에 틀림없다.

그러나 변화의 물결도 옆에서 함께 흐르고 있다. 많은 내과계통의 의사들과 연구자들은 건강유지의 핵심이 생활습관의 변화(혈압관리, 금연, 콜레스테롤 조절, 운동, 음식습관변화)라는 것에 동의하고 있다. 해가 갈수록 너무 확실한 증거들이 계속 나와서, 부정할 수 없게 되었다. 서구식습관에 노출된 대부분의 사람들이 너무도 끔찍한 고통에 시달리고 있기 때문이다. 피츠버그대학의 루이스 쿨러Lewis Kuller 박사가 10년에 걸친 연구결과를 발표했다. '미국 심폐 및 혈관연구소'를 통해 발표한 '심혈관질환연구 프로젝트'가 그것이다. 그는 다음과 같이 결론을 내리고 있다. '전통적인 서구식습관에 노출된 65세 이상의 거의 모든 남자들은 심장에 혈관질환이 있으며, 대부분 생명에 지장을 줄 정도로 위험하다.'[2]

심지어는 심장병전문의들도 그들의 치료방법에 의문을 제기하기 시작했다. 1999년 캘리포니아 대학의 심장병전문의 데이빗 워터스 David Waters 박사는 혈관확장시술(풍선을 집어넣어 심장동맥을 넓혀서 혈액순환을 개선하는)과 약물치료(약물을 삽입하여 혈중 콜레스테롤을 낮추는)를 비교분석한 결과를 발표했다. 결과는 어땠을까? 상식의 기대를 산산이 조각내는 결과였다. 반론을 제기할 수 없을 만큼 약물치료의 압승이었다. 엄청난 돈을 지불하고 첨단장비를 동원해서 혈관확장시술을 받은 사람보다 값싼 약물치료를 받은 사람들이 가슴통증으로 병원을 다시 찾는 사례도 훨씬 덜했으며 심장마비도 훨씬 덜하다는 결과가 나왔다.[3] 그렇지만 지금도 당신의 심장병전문의는 음식보다는 약물을, 약물보다는 수술을 권할 것이다. 그렇게 권하지 않는 의사가 있다면 그 의사는 병원에서 병원의 수입에 방해되는 허접한 의사로 찍혀서 퇴출될 것이기 때문이다.

그렇다. 우리는 큰 교훈을 얻었다. 심장혈관이 막히거나 좁아졌을 때는, 콜레스테롤 저하를 위한 약물치료가 기계를 동원한 첨단치료보다 훨씬 효과적이라는 사실이다. 그 당시 심장병전문의들에게는 엄청난 논쟁거리가 되었었다. 워터스 박사는 이렇게 말했다. "심장의학계는 동의하고 싶지 않았죠. 귀를 닫은 겁니다."

왜 그랬을까? 그렇다. 당신이 맞추었다. 돈! 바로 수입과 직결된 문제였기 때문이다. 그런 결론을 받아들이고 싶지 않았지만 너무나 많은 증거가 흘러넘쳤기 때문에 의사들로서도 어쩔 수 없는 일이었다. 보통의 심장병전문의들은 매년 엄청난 수입을 올린다. 특별히 유명한 의사라면 수백만 달러의 수입도 문제가 없는 것이 현실이다. 특별히 심장수술은 병원의 입장에서 보면 황금알을 낳는 거위나 다름없다. 또한 보험업계는 각종 혈관성 질병을 수술로 전환하도록 지원하는 것도 사실이다. 생활습관을 바꾸어서 병을 치료하거나 예방하는 것을 보험업계가 수치화하는 것은 매우 힘든 일이다. 그러나 그것이 수술이라면, 보험업계는 금액을 산정하거나 수치화하는 것이 훨씬 쉬울뿐더러, 당신의 보험료를 더 올려 보험회사의 수입을 극대화할 수 있기 때문이다.

나는 여기에서 존 맥두걸 박사의 〈어느 채식의사의 고백〉에 나오는 한 구절을 인용하고 싶다.

"나는 세인트 헬레나 병원St. Hellena Hospital에서 실시한 나의 식물식프로그램을 통해서 수없이 많은 사람들이 날씬해지고 질병에서 회복되는 것을 지켜보았다. 그러나 애석하게도 나의 식물식프로그램은 그 병원에서는 번창하지 못했다. 나의 책 〈살 안찌고 사는 법〉이 베스트셀러가 되고, 내가 TV와 라디오에 출연하면서 국제적인 명성을 얻고 있었음에도 말이다. 아마도 병원이란 장소는 수술과 약물처방을 관습적으로 되풀이하는 장소인 것이 분명했다. 하기야 나의 교육프로그램이 4천불(440만원)인데 반해, 혈관우회술은 10만불(1억 1천만원)인데 말해서 무엇하랴. 내가 아무리 치료를 잘해도 병원의 수입에는 별 도움이 안 되었을 것이 틀림없었다."

440만원 대 1억 1천만원이다. 그러니 어떤 병원에서 수술을 광적으로 집착하지 않겠는가 말이다. 병원은 당신의 건강에 별로 관심없다. 나는 의사로서 생활습관 분야에서 전문적인 식견이 부족함을 깨달았다. 우리는 만성질환을 치료하는 근본 개선책이 필요했다.

나는 다음 장에서, 음식습관을 꾸준히 고치고 콜레스테롤을 줄이는 식사방법이 혈관성질병을 어떻게 치료하고 예방하는지 자세히 다룰 것이다. 이 프로그램만 충실히 따라준다면 질병이 절대 악화되지 않을 뿐 아니라 눈에 선명하게 보이듯이 치료될 것이다. 전 세계인을 대상으로 한 연구에서도, 내가 주장하는 음식습관을 가진 사람들은 절대 혈관질환이 발생하지 않는다는 것을 수많은 증거와 함께 보여주고 있다.

나의 보잘것없는 연구결과를 지켜본 심장병전문의들도 음식습관의 변화가 병을 치료한다는 사실을 하나 둘 인정하기 시작했다. 의심의 눈초리로 지켜본 의사들도 점차 병을 근본적으로 치료하는 음식을 그들의 치료에 추가하기 시작했다.

그러나 사실 내가 '근본적인 치료법'이라고 말하는 것도 사실 어처구니없는 말이다. 그 방법은 전 세계 도처에 깔려있기 때문이다. 전 세계 인구 70억 중에서 무려 50억 명이 내가 제안한 프로그램을 실천하고 있기 때문이다. 그것은 그들의 음식습관이자 일상생활이다. 그들에게 심장질환이나 고혈압, 당뇨는 듣지도 보지도 못한 남의 나라 일이다. 그러니까 이 '근본적인 치료법'은 서구식 식습관을 가진 사람들에게나 해당하는 말이다. 혈관이 막혀서 비명횡사하기 일보 직전인 바로 그들은 모두 지방이 가득한 식사를 하는 사람들이다. 내 경험에 비추어 볼 때 그들에게 두 가지 선택권(칼을 대지만 아무런 효과가 없는 치료법과 병을 치료하고 삶의 질을 개선시키는 음식습관개선 중에서)만을 주게 된다면 거의 대부분 음식을 선택하게 마련이다.

내 환자 중에 제리 머피Jerry Murphy라는 분이 있다. 그가 67세가 되던 해 나를 찾아왔다. 그의 심장병전문의는 머피에게 심장수술을 권했다. 그러나 그는 가슴을 칼로 째서 여는 것을 어떤 식으로든 피하고 싶었다. "남자로서 살아온 67년은 끝난 것 같아요. 어떻게 하면 좋을까 고심 중입니다." 그는 내게 도움을 청하려고 온 사람이었지만 거의 죽으려가는 사람처럼 보였다. 지금 그의 나이는 80대 중반이다. 그는 남자로서 20년 가까이 더 살고 있다. 그는 지금도 그때의 선택이 옳았음을 기뻐하고 있다. 신이 진정으로 인간을 창조했다면 칼을 들고 가슴을 열었을까? 신이 진정으로 인간을 창조했다면, 칼로 자기가 사랑하는 창조물의 가슴을 째고 손에 피를 묻히면서 혈관 여기저기를 자르고 꿰매는 것을, 흰옷을 입은 의사에게 허락했을까? 나의 프로그램에 들어와 음식을 바꾸는 것이 훨씬 더 자연스러운 방법이라는 사실을 깨닫는 것은 그리 어려운 일이 아니다. "그것이 내게 옳은 방법이었어요." 그는 그의 할아버지 시절을 떠올렸다. 일 년에 한 번 살찐 송아지를 잡는 것을 빼고는 항상 저지방 식물식을 했던 아일랜드 지방의 시골밥상을 말이다.

우리 주위에서 흔히 심장질환으로 고생하고 있거나 그로 인해 사망한 사람이 한두 명씩 있을 것이다. 그들 대부분은 심장마비가 오기 전에는 매우 활기찬 생활을 하는 것이 보통이다. 그러나 사고가 일단 발생한 후에 살아났다고 해도 항상 불안하게 마련이다. 심장마비가 다시 올까, 합병증은 오지 않을까 노심초사한다는 말이다. 그러나 내가 제안하는 방법대로 음식습관을 바꾸기만 하면 그런 걱정을 전혀 할 필요가 없다. 다시는 그런 일이 일어나지 않는다는 것을 내가 장담한다. 지방으로 가득 찬 서구식 음식을 먹지 않는 전 세계 2/3 사람들이 이를 증명한다. 그들에게 심장질환은 존재하지 않는다.

내게는 하나의 목표가 있다. 심장질환을 인류에게서 완전히 몰아내는 일이다. 우리 인간의 혈관은 비록 90세라 해도 9살처럼 깨끗해져서 팔팔하게 작동할 수 있다. 내 프로그램은 좀 엄격한 편이다. 지름길이 없다는 말이다. 타협도 하지 않는다. 기숙사 사감이나 군대 훈련조교처럼 엄격한 면도 있다. 실천을 하고 있는지 항상 확인한다.

자상한 형이나 오빠이기 전에 나는 의사이므로 그들이 치료에 성공하지 못한다면 나는 존재이유가 없는 것이다. 나의 뜻에 따르고 실천한 환자들은 거의 대부분 치료되었다. 아니 모두 스스로 자가치료된 셈이다.

당신 또한 나의 제안에 따르기만 하면 심장병뿐만 아니라 고혈압, 당뇨 등 모든 질병은 안개처럼 사라질 것이다. 풍선을 끼우거나 철망을 집어넣어서 혈관을 늘리는 수술은 일시적인 효과만 줄 뿐이다. 그러나 내 프로그램은 병을 치료할 뿐만 아니라 예방까지 할 수 있다는 점에서 수술과는 완전히 다르다. 수술요법은 매우 위험하다. 사망률도 높고, 재발위험성도 있고, 뇌졸중 및 감염의 위험도 있으며, 심각한 정신장애가 따라올 수 있다. 그러나 우리가 제안하는 방법은 이런 위험성이 제로(0)다. 또한 이러한 첨단수술은 시간이 경과함에 따라 그 효력이 계속 줄어들어서 제2의 혈관확장시술, 제3의 바이패스시술과 스텐트시술을 불러 올 수밖에 없다. 그러나 우리 프로그램은 시간이 지나면서 효과가 더 강화된다. 오래 실천하면 할수록 더 날씬해지고 건강해진다는 말이다.

몇 년 전 나는 크루즈여행을 통해서 식물식프로그램을 시도해본 적이 있다. 일정 기간 동안 배에 옴짝달싹 못하게 갇혀 지내면서(여행하면서) 관상동맥환자들과 함께 한 이 여행프로그램의 결과는 놀라웠다. 여행이 끝나갈 즈음에 밀짚모자를 쓴 한 신사가 내게 다가와 눈물을 흘렸다. 그의 목소리는 감격으로 떨리고 있었다. "의사들이 하라는 모든 방법을 다 해봤어요. 이제 두 번째 바이패스시술을 앞두

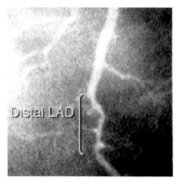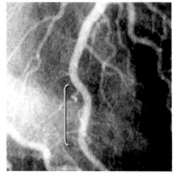

| 그림1 | 과도한 지방섭취로 거의 막혀버린 관상동맥(왼쪽, Before)과 어떤 약물도 사용하지 않고 오직 식물식 만으로 깨끗해진 동맥(오른쪽, After)을 32개월 후에 혈관조영술로 촬영한 사진. 완벽하게 뚫렸음을 확인할 수 있다.

고 있습니다. 아무도 이런 방법이 있다는 것을 알려준 의사는 없었어요."

이것이 이 책의 핵심이다. 나는 내가 알고 있는 것들을 세상에 대고 외칠 것이다.

2장

돈 버는 의사에서
'가난한 의사'로
방향을 틀다

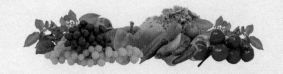

• • •

한국전쟁과 베트남전쟁 중에 사망한 미군의 시체를 부검한 결과, 20대의 젊은이들에게서 동맥이 심하게 막혀있는 동맥경화 증세가 만연해 있음을 발견했다. 한국군과 베트남군의 혈관은 상대적으로 매우 깨끗했으며 혈관의 지방침착이 거의 발견되지 않았다.

Prevent
and
Reverse Heart Disease

1968년 베트남 전쟁에서 군의관으로 의무복무를 마치고 돌아온 후에, 오하이오주 클리브랜드에 있는 클리브랜드 클리닉에서 외과의사로 새로운 생활을 시작하게 되었다. 내 전공분야는 갑상샘수술, 위수술, 유방수술 등이었다. 그러나 나는 항상 혈관질환에 관심이 있었다. 질병의 모든 문제는 혈관에 있다고 생각했기 때문이었다. 그래서 나는 이 분야를 부전공으로 공부해왔다.

우리 집안은 의사집안이었다. 우리 아버지는 뛰어난 내과의사로서 뉴욕북부 지역에서 명망이 높았다. 순환근무제(집단 개원으로 치과, 정신과, 산부인과, 소아과 전문의들이 순환하면서 시골지역까지 진료를 할 수 있는)를 정착하려 했던 것도 아버님이었다. 내 장인어른 또한 클리브랜드 클리닉에서 유방암분야의 선구자였다. 이 병원은 장인어른의 아버님이 설립한 병원이기도 했다. 장인어른의 시대에는 유방절제술이 유방암의 근본적인 치료법으로 한창 유행하던 때였다. 그러나 수술을 항상 최소화해야 한다는 것이 그의 신념이었고, 수술을 하지 않고 치료하는 방법에 모든 생애를 바쳐 일했다.

우리 가족이 모두 의사라는 점 외에도 또 하나의 공통점이 있었다. 아버님과 장인어른 모두 지방이 가득한 서양식 식사를 하고 있다는 사실이었다. 두 분 모두 당뇨를 가지고 있었으며, 뇌졸중이 왔고, 전립선에 문제가 있었고, 폐암, 그리고 관상동맥질환을 앓았다는 것이다. 1975년, 아버님이 심장질환으로 돌아가시기 3년 전에 그는 병상에서 내게 이런 말씀을 하셨다. "환자들에게 이래라 저래라 명령해놓고 우리 의사들이 병에 걸린다면 무슨 소용이 있을까? '의사야 네 병부터 고쳐라'라고 말한다면 우리는 할 말이 없을 거야. 의사로서 내 삶은 가짜였다는 생각이 드는구나."

아버님이 돌아가시고 나서도 그 말씀은 항상 내 머리 속을 떠나지 않았다. 내가 클리브랜드 클리닉에서 일을 시작한 이후에도 장인어른은 유방암수술 분야에서 승승장구하셨다. 그러나 그로 인해 많은 여성들이 가슴을 절제해야 했고 여성으로서의 삶이 무참히 파괴되었다. 외과의사로서 나 또한 내 일에 만족하고 있었고 자긍심을 가지고 있었다. 또한 수술결과도 좋았고 그로 인해 환자들의 고통을 덜어주었다고 확신했었다. 그러나 한편으론 끊임없는 의구심이 드는 것을 부인할 수 없었다. 나는 지금 무엇을 하고 있나, 인간의 질병을 근원적으로 치료하고 있기는 한 것인가, 그들의 병을 예방을 위해 내가 과연 무엇을 했단 말인가. 나는 결국 환자가 아프다고 병원에 찾아올 때만 일시적으로 치료하는 의사였나. 나는 왜 암이나 심장병을 미리 예방하는 의사가 되는 것에는 전혀 관심이 없었단 말인가…

나는 다시 각종 의학서적을 탐구하기 시작했다. 특히 만성질환에 관심을 갖게 되었다. 왜 어느 지역에서는 이런 질병이 만연하고 다른 지역에서는 전혀 발견되지 않을까? 나는 아주 단순하면서도 중요한 증거들을 발견했다. 지도를 한 번 펼쳐보자. 심장질환이 만연해있는 지역은 어디인가? 바로 미국과 유럽 등 서구의 국가들이다. 그 외의 다른 국가들, 특히 아시아나 아프리카의 농촌과 산촌 지역에서는 거의 발견되지 않는다는 사실을 알게 되었다.

예를 들어보면 더 쉽게 알 수 있다. 미국에 사는 여성들은 케냐에 사는 여성에 비해서 유방암에 걸릴 확률이 20배나 높다.[1] 1950년대 초까지만 해도 유방암은 일본에서 전혀 발견되지 않았다. 그러나 그 이후 일본인이 서구의 지방이 가득한 음식을 섭취하면서 유방암 발병률이 급격히 높아졌다. 유방암 발병률이 낮은 지역은 생활습관과 음식습관이 서로 매우 유사하다는 것을 발견할 수 있었다. 음식 중에서 지방이 차지하는 비율이 낮을수록 콜레스테롤 수치가 낮다는 사실도 발견되었다. 위암, 전립선암, 난소암, 그리고 당뇨와 비만도 지방을 적게 섭취하는 지역과 비례해서 낮아졌다.[2]

관련서적과 논문을 읽으면 읽을수록 인간의 모든 질병은 음식과 가장 큰 연관성이 있다는 확신을 하게 되었다. 특히 관상동맥질환(심장의 혈관에 문제가 생겨서 발생하는 질환)과의 연관성은 마치 쌍둥이처럼 똑같은 비례관계에 있었다. 관상동맥질환은 미국에서 사망률 1위다. 그동안 음식과 질병과의 관계가 불분명했던 것도 사실이다. 그러나 최근 10년 전부터 콜레스테롤과 심장질환이 매우 심각한 연관성이 있다는 증거들이 하나 둘씩 드러나기 시작했다. 20년 전에 이미 그 심각성이 최고조에 달해있었는데도 말이다. 이제는 증거가 너무 많아서 도저히 역전시킬 수 없는 단계까지 달했다. 증거가 차고도 넘친다는 말이다. 관상동맥질환이 매우 드문 나라와 지역의 공통점은 음식에서 지방 섭취율이 매우 낮다는 것이며, 당연히 혈액 속의 콜레스테롤 수치도 150mg/dL 이하로 매우 낮았다. 미국은 혈관성 질병으로 사망하는 비율이 세계 1위다. 미국인은 평균적으로 1년에 30kg 정도의 지방을 섭취하는데 60년을 산다고 가정했을 때 평생 2톤 이상의 지방을 먹는 셈이 된다. 또한 콜레스테롤 수치는 200mg/dL을 웃돈다.[3]

한국전쟁과 베트남전쟁 중에 사망한 미군의 시체를 부검한 결과, 20대의 젊은이들에게서 동맥이 심하게 막혀있는 동맥경화 증세가 만연해 있음을 발견했다. 한국군과 베트남군의 혈관은 상대적으로 매우 깨끗했으며 혈관의 지방침착이 거의 발견되지 않았다. 전장에서 사망한 젊은 미군의 80%가 관상동맥질환의 징후(심장혈관이 손상되거나 막힘)가 발견된 것이다. 그러나 살아남은 병사들을 대상으로 매 10년마다 검사한 결과는 더욱 끔찍했다. 시간이 지날수록 더 악화된 것이 증명되었기 때문이다.[4]

이제 상황은 더 심각해지고 있다. 심장질환의 발병률이 낮았던 지역들이 점차 서구식 생활습관과 음식습관을 따라감으로서 발병률이 급증하기 시작한 것이다. 혈관에 문제가 생겨 심장병이 발생했다는 것은 단지 심장만의 문제가 아니다. 일반적으로 모든 만성질환(고혈압, 당뇨, 비만)의 결정체가 심장질환이라고 보면 된다. 그러니까 혈관문제는 단순히 심장의 문제만이 아니라 모든 병의 원인이자 결과라는 말이다.

음식에서 섭취하는 지방과 콜레스테롤이 심장의 혈관을 파괴한다는 사실을 알게 된 것은 사실 몇 년이 되지 않았다. 그 전까지만 해도

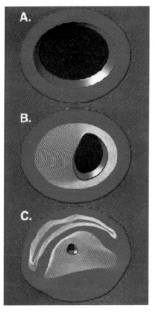

| 그림2 | 점진적으로 좁아지는 관상동맥. 전체 심장마비의 12.5%가 점진적 동맥경화로 인해 발생한다.

우리는 '고기를 먹어야 힘이 난다'고 했으며, 그것이 마치 가진 자들의 전유물처럼 생각했으니 말이다. 그러나 이제 우리는 그것들이 거짓임을 알게 되었다. 간단히 말해 돌이 쌓여서 성벽이 되듯이, 혈관에 쌓여서 혈관을 좁게 만들거나 아예 막아버리기도 하는 죽종(동맥경화를 일으키는 지방 덩어리)이 만들어지려면 지방과 콜레스테롤이 필요하다는 말이다.

콜레스테롤이 혈관을 타고 위험한 수준(4장에서 자세히 다루겠다)까지 흘러 들어가면, 지방과 콜레스테롤이 혈관내벽에 조금씩 쌓이게

된다. 이렇게 쌓인 잔여물 덩어리를 우리는 플라크[Plaque]라고 부른다. 치아 표면에 치석이 끼는 것을 생각하면 이해가 쉬울 것이다. 오래된 플라크에는 손상된 세포와 칼슘이 쌓이게 되고, 이것이 계속해서 커지면 동맥이 좁아지기도 하고 막히기도 하리라는 것은 불을 보듯이 뻔하다. 동맥이 아주 심하게 좁아지면 혈액(산소와 영양분을 가지고 있는)을 심장의 근육으로 보낼 수 없다는 사실도 자명하다. 이렇게 되면 가슴을 쥐어짜는 듯한 고통을 동반한 협심증이 올 수밖에 없다.

대부분의 심장마비와 심근경색은 크고 오래된 플라크가 혈관을 막아서 생긴다고 사람들은 생각한다. 그러나 틀렸다. 사실 오래된 플라크 때문에 심장마비에 걸려 사망할 확률은 겨우 12%에 불과하다. 대부분의 심장마비는 아주 어린(초기) 플라크 때문에 발생한다는 증거들

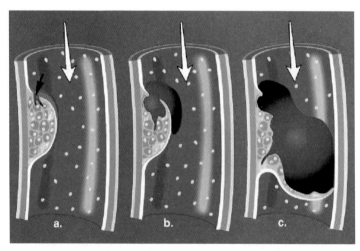

| 그림3 | (a) 갑자기 플라크가 터지면, (b) 혈전이 생기고 (c) 혈관이 막힌다. 전체 심장마비의 87.5%가 초기 플라크의 갑작스런 파열로 인해 발생한다.

이 속속 나오고 있다. 플라크가 너무 작아서 혈관확장시술과 같은 첨단수술을 할 만한 증상이 전혀 나타나지 않는데도 말이다. 이 얼마나 위험한 일인가.

도대체 무슨 일이 일어나는지 살펴보자. 초기 플라크는 막이 얇아서 터지기 쉽다. 플라크가 터지면 지방이 혈액 속으로 새어 나온다. 우리 몸은 그것을 재빨리 응고시켜서 상처를 치유하려는 방향(피부에 상처가 나면 딱지가 생겨서 외부의 바이러스를 차단하고 자가 치유하는 것처럼)으로 반응한다. 응고되는 과정이 성공적으로 이루어지면 심장동맥은 그야말로 완전히 막히게 된다. 그렇게 되면 심장근육 부위는 혈관으로부터 혈액공급이 안되고 바로 사망에 이르게 된다.(그림3 참조)

만일 이런 상황에서 살아남는다고 해도 심장근육은 심한 상처를 입게 된다. 심장마비가 반복되고 심장에 상처가 계속나면, 심장이 혈액을 제대로 펌프질 할 수 없는 울혈성심부전 상태가 된다. 심장마비 증세가 더 심해지거나, 심장의 규칙적인 수축 리듬이 깨지거나, 울혈심부전증이 장기화되면 바로 세상을 하직하게 되는 것이다.

그러나 나는 이 같은 병의 발병과 증세를 즉시 멈출 수 있다고 단언한다. 먹는 음식을 바꾸기만 하면 죽을 때까지 이런 증상을 전혀 겪지 않고 살 수 있다고 장담한다. 백번 양보해서 각종 심장병의 위험을 최저상태로 낮출 수 있다고 장담한다. 이제서야 과학자들과 의사들은 음식과 심혈관질환의 관계를 서서히 깨닫고 있다. 벌에 쏘인 것은 인과관계가 명확하지만, 심혈관질환의 발생 과정은 그렇지 않기 때문이다. 고지방식과 같은 자해행위가 심각한 병으로 발전하기 위해서는 몇 십 년이 걸리는 것이 일반적이다.

진실을 말해보자. 과학자들이 어떤 문제에 접근해서 오랫동안 연구를 하더라도 결론을 내리지 못할 때가 많다. 아무리 과학적인 방법을 동원해도 증거를 속 시원히 내보이지 못하는 경우가 무수히 일어난다. 의학의 역사를 들추어보면 아주 훌륭한 본보기들이 많이 있다. 1800년대 중반에 존 스노우John Snow라는 영국인 의사는 런던 소호구역의 식수펌프 손잡이를 모두 없애버렸다. 그 당시 창궐하던 콜레라의 원인이, 더러운 물을 정화하지 않고 공동으로 사용하는 상수도에 있다고 확신했기 때문이다. 그가 옳았다. 콜레라는 멈추었다. 과학자들은 콜레라를 유발하는 수인성 유기체를 수 십 년 후에야 밝혀냈다. 그러나 스노우 박사는 문제의 원인을 직관적으로 깨닫고 있었다. 영국인을 구한 것은 과학자들이 아니라 스노우 박사였던 것이다.

비슷한 예는 수도 없이 많다. 오늘날에도 인슐린이 어떻게 인체세포에 혈당을 운반해서 에너지로 변환시키는지 자세히 알지 못한다. 그럼에도 불구하고 세상의 수많은 의사들은 무려 90년 가까이 당뇨병 환자들의 생명을 구한다고 인슐린을 주입해왔다. 그것이 어떻게 작용하는지 자세히 모르는데도 말이다.

1970년대 후반에 들어와서 나는 음식과 질병이 아주 밀접한 관계가 있음을 확신하게 되었다. 특히 심장병과의 관계는 너무나 명백해서 나 또한 깜짝 놀랐다. 혈중 콜레스테롤 수치 150mg/dL 이하에서는 관상동맥질환은 거의 발견되지 않았다. 그러나 수치가 올라갈수록 심장병의 증가는 확연히 늘어났다. 훨씬 이전 과학자들의 연구결과도 우리의 발견이 정확했다는 것을 증명해주었다. 지방과 콜레스테롤이 인간과 동물 모두에게 관상동맥질환을 일으킨다는 너무도 명백한 사실을 말이다.

나는 내 직감과 논리를 모두 동원해서 이것이 진실임을 증명해보이고 싶었다. 지방섭취를 줄이는 것이 관상동맥질환을 즉각 멈추게 하고 완치할 수 있다는 사실을 말이다. 살은 당연히 빠지는 부수적인 결과물에 불과할 뿐이다. 사실 이것은 원숭이를 대상으로 한 실험에서도 증명된 바가 있었다. 원숭이들에게 지방이 듬뿍 든 음식을 먹이로 주자 혈관질환이 급속도로 증가했고 지방을 줄이자 질병이 사라진 것이다.[5]

연구를 계속하면 할수록 음식과 질병의 연관성은 나의 신념을 더욱 강화시켜주었다. 그러나 영양학자들은 내 이론에 상당히 회의적이었고 클리브랜드 클리닉의 심장병전문의들도 음식과 혈관질환의 관련성을 믿으려 하지 않았다. 그럼에도 불구하고 나는 계속 연구결과들을 내보이며 그들을 설득시켜 나갔다.

내 이야기를 해보자. 1984년 4월이었다. 제 2의 인생을 시작한 때였기 때문에 그 순간을 또렷이 기억하고 있다. 나는 아내 앤과 함께 코네티컷주 뉴헤이븐New Haven에서 열리는 세미나에 참석했다. 소나기가 퍼부어서 옷이 흠뻑 젖었고 뱃속도 거북해서 컨디션이 그리 좋지 않았다. 종업원이 피가 뚝뚝 떨어지는 커다란 스테이크를 접시에 내왔다. 나는 순간적으로 음식을 도로 가져가 달라고 부탁했다. 바로 그 순간 나는 다시는 고기를 먹지 않겠다고 결심했다.

아내는 세미나 참석 기간 동안 계속 고기를 먹었다. 그러나 아내도 얼마 지나지 않아서 식물식위주의 자연식을 시작할 수밖에 없었다. 그녀의 어머니는 불과 52세의 나이에 유방암으로 사망했었다. 어느 날이었다. 85세를 맞은 친척 아주머니의 생일에 가족들이 초대되었다. 갑자기 아내의 언니가 불렀다. 언니는 아내에게 자기가 유방암 진단을 받았다고 고백했다. 언니의 나이 불과 48세였다. 아내는 생일 잔치에서 아무것도 먹을 수 없었다. 그 후로 아내도 나와 함께 식물식의 행렬에 동참하게 되었다.

1984년 4월에 식물식을 시작하고서 2달 만에 나의 콜레스테롤 수치는 185mg/dL에서 155로 떨어졌다. 불과 2달 후였다. 정말 믿기 힘든 결과였다. 나는 마침내 어떤 종류의 기름이나 지방(우유, 버터, 아이스크림, 치즈, 올리브유)도 먹지 않게 되었다. 그 후로 내 혈중 콜레스테롤 수치는 119mg/dL까지 내려왔다. 콜레스테롤을 낮추는 어떤 약도 먹지 않았는데도 말이다. 나는 비로소 안심이 되었다. 나는 갑자기 아버님이 생각났다. 아버님이 심장마비를 처음 겪으셨던 나이는 43세였고 그 당시 콜레스테롤 수치가 300mg/dL이었기 때문이다.

나는 확신을 가지고 똑같은 결과를 기대하며 환자들을 돕기 시작했다. 그 결과, 내가 여기에서 열권의 장편소설을 써도 부족할 정도로 놀라운 일들이 펼쳐지기 시작했다.

3장

12년이라는
길고 긴 실험을
시작하다

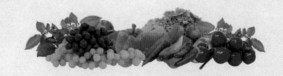

• • •

나는 환자들에게 내 실험의 목적을 달성하기 위해서 다른 수단을 요구하지 않았다. 운동이나 요가 등을 시키지 않았다는 말이다. 거기에는 여러 가지 이유가 있었다. 혈관질환이 발견되지 않는 문화권에서는 특별히 무슨 운동도 하지 않고 무슨 번거로운 명상도 하지 않기 때문이었다. 그들은 틀 안에 가두어 놓고 하는 어떤 운동이나 명상도 하지 않았고 다만 음식습관이 다를 뿐이었기 때문이다.

Prevent
and
Reverse Heart Disease

1985년부터 클리브랜드 클리닉의 심장내과 과장인 윌리엄 셸던 William Sheldon박사는, 내가 요청한 회의에 조금씩 참석하기 시작했다. 나는 심장내과 의사들에게 내 프로그램에 참여한 관상동맥질환 환자들을 주의 깊게 봐줄 것을 계속 요청했다. 나의 목표는 식물식중심의 자연식을 통해서 환자들의 콜레스테롤 수치를 150mg/dL(서구식 식생활을 하지 않는 지역에서는 거의 발견되지 않는 수치) 이하로 줄이는 것이었다. 그 다음엔 그 효과가 그들의 건강을 어떻게 변화시키는가를 확인하는 것이었다.

내가 진짜로 원했던 것은, 저지방 식물식을 하는 A그룹과 병원에서 표준적으로 심장병 치료를 하는 B그룹을 설정해서, 3년 후 두 그룹 사이의 변화를 비교하는 것이었다. 그러나 이런 방식은 엄청난 비용 때문에 실제로 적용하기가 어려웠다. 나는 비교할 대조군이 없더라도 의미 있는 결과를 낼 수 있다고 믿었다. 한편 내 실험은 신약이나 신기술을 사용하지 않기 때문에 병원 윤리위원회(IRB)의 승인을 받아낼 수 있었다. 내 실험의 핵심은 실험에 참여한 모든 환자들이 표준적인 심장병 식단을 따르지 않는다는 것이었다. 저지방의 식물식 식단이 그들을 어떻게 변화시키는지 직접 눈으로 확인하고 싶었기 때문이다.

1985년 10월에 시작된 이 장기실험의 첫 단계는 1988년까지 계속되었다. 지원자는 클리브랜드 클리닉의 심장내과 의사들이 추천한 24명의 환자들로 구성되었다. 24명 모두 중증 관상동맥질환 환자들이었고, 협심증을 비롯한 각종 증세에 시달려 심신이 매우 허약한 상태였다. 대부분 한두 번씩 바이패스시술과 혈관확장시술을 했으나 실패한 사람들이었고, 더 이상의 의학적 치료가 무의미한 것으로 판명이 난, 그야말로 사망 직전의 환자들이었다. 그러나 결과의 공정성을 위해 모두 담배를 안 피우고 고혈압이 없는 사람 중에서 선정되었다.

23명의 남성과 1명의 여성, 총 24명으로 팀이 꾸려졌다. 모두 식물식에 동의한 사람들이었다. 이들의 식물식 식단의 지방은 칼로리의 9~12%밖에 되지 않았다. 나는 환자들에게 식사시간에 어떠한 유제품(초기에는 저지방우유와 무지방 요구르트는 허용했지만 점차 모든 유제품을 없앴는데, 유제품에 함유된 카세인은 종양의 원인이 될수 있고[1] 동물성 단백질은 죽상동맥경화를 유발할 수 있기 때문이다)도 먹지 말 것을 주문했다. 식물성 기름을 포함한 어떠한 기름도 안 되며, 생선을 비롯한 어떠한 동물성 고기도 먹지 않는 것을 원칙으로 했다. 나는 환자들에게 그날 먹은 음식을 매일 일기처럼 기록할 것을 주문했고, 알코올과 카페인을 가급적 자제해줄 것도 요청했다. 참가자들은 콜레스테롤 저하제를 약으로 처방을 받았는데 초기에는 콜레스티라민Cholestyramine이 처방됐고, 1987년부터는 스타틴Statin계 약인 로바스타틴Lovastatin이 주로 처방됐다.[2]

그러나 내가 추진하는 실험에서 가장 큰 장애물(그 이후부터 지금까지 매일 똑같이 발생하는 장애물이지만)은, 환자들이 생각의 변화를 실제 식습관에 제대로 실천하기 힘들어한다는 것이다. 나는 가능하면 최선을 다해 그들을 도우려고 힘썼지만 보통 어려운 일이 아니었다. 그러던 중에 나는 잉글버트 던피Engelbert Dunphy라는 선구자적인 의사를 만났는데 그의 말에 의하면, 암환자들은 죽는 것도 두려워하지만 버려지는 것을 훨씬 더 두려워 한다는 것이었다. 나는 그 말을 주문처럼 되뇌고 다녔다. 그래서 환자를 만날 때마다 그들이 버려진다는 감정을 갖지 않도록, 따뜻하게 대하려고 최선을 다했다.

프로그램을 시작할 때부터 나는 각각의 환자에게 전 과정을 일일이 설명해주었다. 또한 환자 1인당 1시간 정도를 할애해서 상담을 했는데 그 때는 그들의 남편이나 아내를 참석시켰다. 나는 먼저 그들의 진료기록을 확인해서 심장질환이 그동안 어떻게 진행되었는지를 살폈다. 그리고 인간 및 동물실험의 결과를 재확인한 다음, 환자 각각에게 서로 다른 맞춤식 치료가 가능할 경우 그렇게 하기 위해 노력했다. 그러나 무엇보다도 먼저 나는 환자 모두에게, 나의 권고 사항이 무엇이고, 왜 그렇게 해야 하는지 정확하게 이해시키는데 중점을 두었다.

2주마다 한 명씩 병원사무실로 오게 해서, 보름 동안 먹은 음식을 한 조각도 놓치지 않고 확인했다. 혈압뿐만 아니라 체중도 쟀으며 혈중 콜레스테롤도 분석했다. 처음 1년 동안은 검사결과가 나온 날 밤에 환자들에게 전화를 해서 검사결과를 알려주고 그들에게 필요한 영양학적 혹은 의학적 조언을 해줬다.

솔직히 말해서 의사가 5년 동안 같은 환자를 보름마다 24명이나 진찰한다는 것은 매우 예외적이고 고된 중노동이었다. 그러나 환자들이 식습관을 바꾸도록 지원하고 집중하는 것은 절대적으로 중요했다. 환자들은 바이패스나 혈관확장시술이 실패했다 하더라도 식단에서 지방을 제거하면 자신의 질병을 통제할 수 있다는 점을 잘 알고 있었다. 그들은 지방이 생명을 갉아먹고 있다는 것을 깨닫고 있었다.

나는 환자들에게 내 실험의 목적을 달성하기 위해서 다른 수단을 요구하지 않았다. 운동이나 요가 등을 시키지 않았다는 말이다. 거기에는 여러 가지 이유가 있었다. 혈관질환이 발견되지 않는 문화권에서는 특별히 무슨 운동도 하지 않고 무슨 번거로운 명상도 하지 않기 때문이었다. 그들은 틀 안에 가두어 놓고 하는 어떤 운동이나 명상도 하지 않았고 다만 음식습관이 다를 뿐이었기 때문이다. 우리 인간은 저마다 개성이 달라서, 천 명의 사람에게 적용해야할 개선책은 천 가지가 넘는다. 또한 너무 많은 것을 요구하면 포기할 가능성이 아주 높다. 나는 환자들에게 이미 엄청난 부담감을 주고 있었다. 아무리 콜레스테롤 수치를 낮추어 질병을 치료하기 위해서라고 하더라도, 매일 먹던 음식을 전혀 다른 음식으로 바꾸는 것은 그들에게 엄청난 고통을 주는 일이기 때문이었다. 명상과 규칙적인 운동이 건강에 엄청난 효과를 준다고 할지라도, 이 프로그램에서는 환자가 원하면 개인적으로 알아서 하도록 하는 선택사항일 뿐이었다.

어려움이 없었던 것은 아니다. 처음 실험대상자 중에서 6명은 우리가 확신하고 있는 실험에 반신반의했다. 결국 그들은 실험대상이 되는 것을 꺼려했다. 그러나 나는 그들에게 참여를 강요하지 않았고 본인들의 심장병 주치의에게 돌려보내서 일반적인 치료를 받게 했다. 하지만 정기적으로 체크해서 그들의 건강상태를 확인해볼 수 있도록 동의를 구했다. 나머지 18명 모두는 전격적으로 참여했다. 참여자의 나이는 43세부터 67세까지 분포되어 있었고 직업도 공장근로자, 선생님, 사무직, 기업체 간부 등 다양했다.

기본원칙은 같았지만 세부적인 실천방법은 사람마다 모두 달랐다. 도전을 신청한 제리 머피Jerry Murphy(머피 집안 남자 중에서 67세 이상 살아 본 사람은 없었다)는 아주 쉽게 원칙을 따를 수 있는 방법을 찾았다. 그의 딸 리타는 그의 가족을 위한 식사법을 '인생변화 이벤트'A life-changing event라고 명명했는데, 식구들에게 아주 새로운 방법으로 요리를 해서 먹게 했다.

어떤 환자들은 해결책이 전혀 없는 절망에 빠져서 마지막 지푸라기를 잡는 심정으로 나를 찾아왔다. 54세의 돈 펠튼Don Felton이 바로 그런 경우다. 그는 27세부터 심장 때문에 고통을 겪어왔다. 심각한 가슴통증을 처음으로 겪은 나이가 새파랗게 젊은 27세였다. "의사선생님들은 대수롭지 않게 생각했어요. 심지어 어떤 분은 뇌에 문제가 있으니 뇌파검사를 받아보라고 해서 저를 황당하게 했다니까요."

3년이 지나도 만성적인 통증은 여전히 그를 괴롭혔다. 그는 병원에 입원해서 이틀에 걸쳐 소변검사를 비롯한 각종 정밀 테스트를 받았다. 결과는 나왔지만 좋은 소식은 없었다. "선생님은 아주 심각한 상태네요. 1년 동안 병이 심하게 악화되었습니다." 심장내과 담당의사의 말이었다. 병원 측에서는 수술을 하면 상당히 위험할 것으로 예상해서 고통을 줄이는 약물을 처방해주었다. 그러나 더 황당한 것은 병원의 영양사가 옥수수기름으로 만든 막대모양의 마가린을 매일 섭취할 것을 권유했다는 사실이다. 그런데 그것은 놀랍게도 옥수수기름이 심장과 혈관에 좋다는 연구결과(지금에서야 황당하지만 그 당시에는 센세이셔널한 이론이었다는 점에 주목하시길)를 바탕으로 한 것이었다니 기가 막힐 노릇이었다. 그러나 막대모양의 마가린은 먹기가 너무 끔찍했고 소화도 되지 않았다. 그는 할 수 없이 어머니의 강요에 의해 코를 막고 약을 먹는 아이처럼, 잠들기 전에 옥수수기름을 유리잔에 가득 부은 다음 꿀꺽 마시곤 했다. 몇 년 동안 매일 밤 계속되던 고통스런 행사였던 것이다.

44세가 되자 고통은 극도에 달했다. 여행 중에 그는 몇 번이나 쓰러졌다. 그의 아내 매키Mackie는 그럴 때마다 구급차를 불러야 했다. 집에서 멀지 않은 주유소에서 일하던 그의 아들은 구급차가 왱왱 소리를 내며 지나갈 때마다, 혹시 아버지 때문이 아닌지 불안해서 집으로 전화하곤 했다며 그의 아내는 그때를 회상했다.

그는 어쩔 수 없이 비행기 모형 수력장치를 만드는 오하이오 공장의 공장장직을 사직할 수밖에 없었다. 그는 거의 장애인이 되어 갔다. 결국 48살이 되던 해 바이패스시술을 받았다. 그러나 몇 년도 지나지 않아 그 혈관이 다시 막히고 말았다. 54세가 되던 해 여행 중에 극심한 통증을 느껴서 다시 병원을 찾았는데, 그의 주치의는 더 이상 손쓸 방도가 없다는 결론을 내렸다. "그런데 주치의가 다른 방법을 시도하면 어떻겠냐는 제안을 했어요." 에셀스틴 박사라는 의사가 전혀 새로운 식물식프로그램을 시작하려고 하는데 한번 참여해보면 어떻겠냐고 권했다는 것이다. "기꺼이 참여하기로 했죠. 더 이상 잃을 것이 없었기 때문입니다. 죽을 날이 얼마 안 남았는데 무얼 못하겠어요?"

비슷한 경우가 또 있다. 에밀 허프가드Emil Huffgard라는 남성 역시 나를 찾아왔을 때 더 이상 선택의 여지가 없는 상태였다. 그는 불과 39살에 뇌졸중(중풍)이 찾아왔다. 얼마 후에 바이패스시술을 받았지만 연속해서 3번이나 더 뇌졸중을 겪었다. 몸을 움직이는데 엄청난 제약을 받는 날들을 견디기 위해, 혈관확장제인 니트로글리세린Nitroglycerin에 의지해서 살아가고 있었다. 그의 외모는 거의 시체나 다름없이 끔찍했다. "걸을 수가 없었어요. 조금만 걸어도 가슴에 통증이 심했거든요. 샤워를 하거나 가만히 앉아서 책을 읽는 정도는 큰 문제가 없었는데 걸을 수 없다는 것이 문제였어요." 수술은 당연한 것이었다고 그의 담당 주치의가 설명했다. '수술하면 낫는다'는 소리를 새로운 수술을 할 때마다 들어야 한다는 것은 고통이었다. 지금 '수술하면 낫는다'는 말이 사실이라면, 그 전의 '수술하면 낫는다'는 말은 거짓 아닌가? 그리고 지금의 수술하면 낫는다는 말 또한 거짓 아닌가… 힘든 시간들이 지나고 나서야 '수술하면 낫는다'고 수술할 때마다 외치던 주치의는 그에게 나를 소개했다. 에셀스틴 박사라는 사람과 한 번 상담을 해보라는 것이었다.

그는 이제 더 이상 도망갈 곳이 없어졌다. 의학적으로는 어떤 치료도 소용이 없는 반송장 상태가 되었기 때문이다. 시간이 지날수록 그는 침대에서 똑바로 누워있을 수도 없었고 가슴통증을 멈추게 하는 약을 수시로 먹어야 했다. 그의 아내 매기Maggie는 매일 그의 가슴과 복부에 니트로글리세린을 발라야 했다. 그런 다음 플라스틱 랩을 둘러 옷에 닿지 않게 했는데, 그렇게 해야만 남편이 고통 없이 스스로 기본적인 일상생활을 할 수 있기 때문이었다. 심지어 그는 딸의 결혼식 날에도, 입장할 때 딸이 통로 아래쪽으로 따로 걷도록 부탁할 수밖에 없었다는 것이 아내의 고백이었다. 딸은 그 제안을 받아들였고 약간 정상적이지 못한 결혼식 행진이 되었지만 말이다. 그가 우리 프로그램을 시작했을 때 그의 콜레스테롤 수치는 307mg/dL이었다. 거의 절망적이었다.

새로운 인물을 등장시켜보자. 앤토니 옌Anthony Yen은 중국인으로, 공산혁명이 일어나기 전까지 중국에서 자랐다. 그의 집안은 중국에서 엄청난 부호의 가문이었다. 부호의 자식이었지만 부모님의 검소한 식습관에 맞추어, 어릴 적에 그는 고기와 기름은 아주 적게 먹는 건강식을 해왔다. 그러나 그가 메사추세츠공대MIT에 입학해서 미국생활을 시작하면서 식단이 완전히 변하기 시작했다. 오래 지나지 않아서 그는 혈관을 파괴하는 미국식 식단을 아무 생각 없이 받아들이기 시작했는데, 햄버거와 치즈버거 그리고 엄청난 양의 스파게티와 미트볼이 주종목이었다. 아침에는 주로 베이컨과 계란을 먹곤 했다. 특히 튀긴 음식을 좋아했는데 감자튀김을 애인처럼 끼고 살았다.

앤토니는 MIT를 졸업하자마자 미국회사에서 인턴쉽을 마친 다음, 클리브랜드에 본사를 두고 국제적인 비즈니스를 하기 시작했다. 한국, 일본, 대만, 홍콩을 날아다니며 철강회사를 일으켜 세우려 동분서주했다. 여행을 많이 하는 만큼 여러 나라 음식을 맛보는 것을 좋아했고 그 분야에 탐닉했는데 한 마디로 대식가에다 식충(그의 표현대로라면)이었다. "체중이 점점 불어났어요. 홍콩에 제가 항상 찾아가서 맞추는 양복점이 있었는데 홍콩을 갈 때마다 새 옷을 맞춰 입곤 했죠. 덕분에 옛날 옷이 몸에 맞는지 안 맞는지 알아차릴 수가 없었죠."

앤토니가 58세였던 1987년 마지막 날, 그는 아내 조앤Joanne과 함께 1박 2일짜리 호텔 패키지에 예약을 했다. 저녁식사와 댄스파티가 포함된 패키지였다. 그가 평소에 좋아하는 패키지 스타일이었는데도 불구하고 갑자기 몸에 엄청난 불쾌감이 밀려왔다. 피로와 두통으로 주저앉을 것만 같았다. 특히 가슴에 심한 통증이 전해졌다. 다음날 아침 그는 가슴이 '빠개지는' 통증을 느꼈다고 했다. 그의 아내는 클리브랜드 클리닉에 가서 진찰을 해보자고 제안했다.

스트레스 테스트와 혈관촬영을 한 후에 곧바로 5회에 걸쳐 바이패스시술을 받았다. 입원 후에 집에서 휴식을 취하라는 처방을 받고 집에 갔지만 몸을 움직이기 무척 힘들었고 극도의 공포감이 정신없이 밀려들었다. 가족들은 혹시나 해서 정신과 상담을 받을 것을 권유해서 찾아가기도 했다. "그동안 내가 이룩해온 것들이 참 덧없다는 생각을 하게 되었어요. 하지만 도대체 병의 원인이 무엇이고 어떻게 하면 치료를 할 수 있는지 알고 싶습니다." 앤토니의 이야기를 듣고 있던 정신과 의사는 그에게 에셀스틴 박사를 찾아가라고 권했다. 그를 찾아가면 무슨 방법을 찾을 수 있을 거라고 했다는 것이다.

정신과 의사에게 이 말을 들은 앤토니는 그의 심장내과 주치의에게 에셀스틴 박사를 찾아가보는 것은 어떠냐고 문의했다. 그 의사는 이렇게 말했다고 한다. "에셀스틴 박사는 심장내과 전문의가 아니에요. 그를 찾아가려거든 다시는 나를 찾아오지 마세요." 앤토니는 몹시 화가 났다. 본인도 알려주지 못하는 병의 원인을 환자가 알고 싶다는데 화를 내는 것은 무슨 이유인가? 전문가인 자신의 자존심을 건드렸기 때문이리라. 그러면 그는 앤토니의 병을 치유하는데 관심이 있는 것인가, 자존심 상하는 일에 더 관심이 있는 것인가? 앤토니는 나를 찾아온 이후로 다시는 그 주치의를 찾아가지 않았다. 그의 아내 조앤이 그 때를 회상하며 이렇게 말했다. "그에게 아무런 희망도 없었어요. 지푸라기가 아니라 강물 위에 떨어진 새 깃털이라도 잡고 싶은 심정이었죠."

그러나 모든 환자들이 나의 권유에 설득당했던 것은 아니다. 에블린 오스위크Evelyn Oswick가 바로 그런 경우였다. 프로그램 참여자 중에서 유일한 여성이었는데, 53세에 처음으로 심장에 문제가 있다는 강한 느낌을 받았다고 했다. 딸이 대학에 입학했을 때, 그녀는 남편과 함께 딸의 학교기숙사에 짐을 날라주었다. 아주 가벼운 의자를 들고 이층으로 올라가려다가 갑자기 숨을 쉴 수 없을 것 같은 가슴통증을 느꼈다. "엄청난 공포감이 밀려왔어요. 제 어머니도 심장 때문에 병원을 들락거리고 있었고 네 명의 오빠 모두 심장마비로 50대 초반에 돌아가셨거든요." 곧 바로 클리브랜드 클리닉으로 가서 진찰을 받았다. 운동부하검사를 위해 자전거 페달을 밟아봤는데 별 통증이 느껴지지 않았다. 그러나 무언가를 감지한 의사가 갑자기 소리쳤다. 적군이 언덕너머에서 돌진해온다는 절박한 심정으로 외쳤다. "심장마비예요. 심장마비에 걸렸습니다아. 서둘러야 합니다아. 수술만이 완치의 유일한 길입니다아~" 다음날 그녀는 곧바로 입원해서 3번의 바이패스시술을 받았다.

그 후로 별 이상이 없는 상태로 5년이 흘렀다. 그녀는 클리브랜드에 있는 존 캐롤 대학교에서 커뮤니케이션 과목에 강사로 일을 계속했다. 물론 지방이 가득한 음식을 마음껏 먹으면서 말이다. 그러나 불행은 예고없이 찾아오는 법이다. 어느 날 몸이 심하게 불편하고 찌뿌둥하다는 생각이 들었다. "심한 통증은 아니었지만 왼쪽 어깨에 미세한 통증을 느꼈어요." 시간이 지나도 통증이 계속되어서 병원에 가봐야겠다고 생각했다. 마침 남편이 출장 중이어서 딸과 함께 클리브랜드 클리닉에 찾아갔다. 진찰실 침대에 누워 진찰을 시작하자 의사가 또 다시 소리쳤다. "심장마비예요. 심장마비에 걸렸습니다. 서둘러야 합니다. 수술만이 완치의 유일한 길입니다."

의사는 5년 전에 했던 말을 똑같이 반복했다. 5년 전 바이패스시술을 3번씩이나 하기 전에 진찰실에서 했던 말, 바로 그 말이었다. 의료진은 혈관조영검사Angiography(피부에 3mm 정도 크기로 절개한 뒤 카테터라고 하는 2mm 내외의 가느다란 관을 환자의 혈관에 넣고 조영제라는 약물을 주입하여 우리 몸의 혈관을 엑스선을 통해서 볼 수 있게 하는 검사)를 할 수 있는 방으로 그녀를 보냈다. 갑자기 숨을 쉴 수 없을 정도로 통증이 밀려왔다.

검사를 마친 의료진은 에블린에게 더 이상 손 쓸 방도가 없다고 통보했다. 수술도 이제는 소용이 없다는 것이다. 처음 그녀를 진료한 의사는, 같은 병원에서 음식을 통한 임상실험을 하고 있는데 그곳으로 가볼 것을 권했다. 그는 그녀를 내게 보냈고 나는 식물식프로그램에 대해 기꺼이 설명해주었다.

그러나 에블린은 쉬운 여자가 아니었다. "말도 안 되는 말씀이네요. 거절합니다. 초콜릿, 캔디, 케이크, 파이, 모두 제가 좋아하는 것들인데 먹지 말라니요. 그렇게 살 수는 없습니다. 전 내일 죽더라도 그냥 제가 좋아하는 걸 먹으면서 살겠어요."

병원에 며칠 입원한 후에 그녀의 주치의는 가망이 없으니 집으로 돌아가라고 했다. "집에 돌아가셔서 베란다 흔들의자에서 편히 쉬는 방법밖에는 없어요. 죄송합니다." 에블린의 대답도 걸작이었다. "할 수 없죠. 집에 흔들의자가 어디 있는지 모르겠지만 찾아내서 죽을 때를 앉아서 기다리는 수밖에요. 남편과 장례절차를 의논하면서요." 주치의는 단호하지만 정중하게 말했다. "그 방법 외에는 없습니다."

그녀는 흔들의자에 앉아서 죽음을 기다리라는 명령을 실행했다. 흔들의자에 앉아 있기가 지겨워진 며칠이 지난 후, 그녀는 남편과 상황을 다시 한 번 바꾸어보기로 하고 대화를 시작했다. 대화를 하면서 그녀의 태도는 조금씩 바뀌었다. "내가 지금 58세니까 나이를 좀 먹긴 했지만 그래도 인생의 절정기라고도 볼 수 있지 않을까? 숟가락도 없이 빈손으로 시작했지만 우리가 원했던 것은 모두 가졌어. 내가 아무런 대책도 없이 죽는다면 남편은 다른 여자와 결혼하겠지. 그럼 뭐야? 내가 그 동안 벌어놓은 돈을 다른 여자에게 주는 꼴이 되는군. 그건 안 될 말이지." 그녀는 이런 이야기로 남편과 대화를 나누다가 결국 에셀스틴 박사를 찾아가기로 결심했다는 것이다.

에블린이 맨 처음 내 진료실에 찾아왔을 때 나는 그녀에게 식물식에 대한 모든 것을 진정성을 다해 설명했다. 그럼에도 불구하고 그녀가 단호하게 병원을 박차고 나갔을 때 나는 그녀가 다시 돌아오지 않으리라 예상했었다. 그러나 곧 나의 생각이 틀렸음을 알게 되었다. 나의 예상은 빗나갔지만 기쁜 마음으로 그녀를 반겼음은 물론이다.

이제 나의 실험그룹 멤버 중에서 가장 젊은 짐 트루소Jim Trusso의 이야기를 해보자. 그의 스토리 또한 흥미진진하다. 그도 역시 처음에는 우리 프로그램에 참여할 것을 권하는 제안을 거절했다. 그가 처음 심장마비를 경험한 것은 34살 때였다. 일요일 아침 햇살 좋은 날 세차를 하고 있었는데 갑자기 가슴이 답답해지면서 숨을 제대로 쉴 수가 없었다. 미심쩍기는 했지만 그는 기관지염 때문에 기침이 심해서 오는 현상이라고 스스로 진단했다. 다음날 그는 본인이 교장으로 있는 초등학교에서 아침 회의를 하면서 가슴에 심한 압박감을 느꼈다. 하는 수 없이 병원에 가기로 결심했다. 기관지염을 '퇴치할' 약을 받기 위해서 말이다.

다른 사람이 그에게 말해주기 전에, 그는 아주 심각한 문제는 아닐 거라고 생각했다. "심장박동을 기계도면에 표시하는 심전도검사 Electrocardiograms를 했는데요, 작고 예쁜 간호사가 검사기록지를 기계에서 떼어내지도 않은 채 질질 끌면서 황급히 옆방의 응급실로 들어가는 거예요." 그렇다. 심전도검사 결과 심장혈관촬영과 혈관확장술을 위해 카테터를 삽입해야 하는 상황이었다.

카테터시술이 진행되는 동안 아주 심한 심장마비가 연속적으로 왔다. 주치의들은 심장근육의 파괴정도가 너무 심해서 수술이 불가능하다고 판단했다. 아무도 짐에게 그 모든 상황을 설명해주지 않았다. 그러나 그 중 한 의사가 짐의 아내에게, 더 이상 오래 살기는 힘들 거라고 말해주었다. 어린 두 자식과 보내는 단란한 가정과 자부심이 높은 직업인 교장선생님을 모두 포기하라는 말이었다.

한 달 후에 짐은 컨디션이 좀 나아졌다. 그래서 다시 한 번 카테터 장착시술을 받았다. 카테터를 집어넣어 본 결과 심장근육의 손상정도가 염려했던 것보다 그리 나쁘지 않으니 바이패스시술을 해보는 것이 좋겠다고 의사가 강력히 추천했다.

바이패스시술을 한 후에 경과는 순조로웠다. 그러나 8년 후 어느 날 가슴통증이 다시 시작되었다. 처음 시술을 했을 때 염려 없을 거라던 그 의사는 다시 한 번 바이패스를 해야 한다고 말했다. 과거에 본인이 했던 말에 대한 어떤 변명도 없었다.

짐의 아내는 세상이 어떻게 돌아가는지 도대체 알 수가 없었다. 다시는 문제가 없을 거라던 병이 다시 시작되었으니 말이다. 그렇다면 세 번째 네 번째도 장담할 수 없는 일이 아닌가. 그 때 짐은 그의 집에 페인트칠을 해준 나의 옛날환자에게서 에셀스틴에 관한 소식을 듣게 되었다. 짐이 그의 주치의에게 에셀스틴 박사를 찾아가겠다고 하자, 주치의는 에셀스틴 박사는 절대로 당신의 콜레스테롤 수치를 내릴 수 없다고 했다는 것이다. 스테이크 저녁식사 내기를 하자는 것이었다. 그 당시 짐의 콜레스테롤 수치는 305mg/dL이었다. 그것은 죽음이 임박하다는 사실을 알리는 공포스러운 수치였다.

짐은 어떤 면에서는 누구보다 현명한 사람이었다. 무엇을 과장하거나 포장하는 법이 없었다. 우리는 매번 말다툼 하는 것처럼 보였다. 그가 끊임없이 질문을 했기 때문이다. 식당에서는 무얼 먹어야 하나요? 여행할 때는 어떻게 하죠? 이런 음식을 먹어도 되나요? 그는 원래 과일과 채소를 싫어했다고 했다. "당연히 햄버거와 감자튀김과 밀크셰이크와 초콜릿이 가장 좋아하는 음식이죠. 그 중에서 1등은 초콜릿이구요." 묻기도 전에 대답하며 착한 웃음을 보였다.

초기에 짐도 역시 내가 요구하는 식물식이 감옥처럼 느껴졌다고 했다. 계속해서 불편한 식사를 했으니 이해할 만도 했다. 그의 몸에 씻을 수 없는 상처와 배신을 준 그 음식들을 몹시 그리워했다. 악마를 잊지 못하는 천사라고나 할까? 그러나 역시 그는 현명한 사람이었다. 그는 결국 우리 프로그램의 논리와 정신을 전격적으로 받아들였다. 우리가 샘플로 내놓은 음식들은 모두, 질병이 존재하지 않는 문화권에서 먹는 것들이었기 때문이다. 그도 논리적인 사고로 생각할 수 있는 교육자였기 때문에, 우리는 논리적으로 그를 완전히 이해시킬 수 있었던 것이다.

잭 로빈슨Jack Robinson같은 경우도 재미있다. 잭의 아버님은 심장병으로 40대의 젊은 나이에 사망했다. 그는 3명의 형을 두었는데 그들도 모두 50대에 심장병으로 생을 마감했다. 그가 처음으로 관상동맥혈관촬영Angiogram(혈관내부를 잘 볼 수 있는 특수검사)을 했던 1988년은 그의 50대가 시작되는 해였다. 클리브랜드 클리닉에서 촬영한 결과 심장동맥의 여러 곳이 막혀있는 것으로 밝혀졌다. "의사들은 모두 똑 같은 말을 했죠. 바이패스였어요. 마치 사단병력의 의사들이 제 입원실에 강제로 들어와서 바이패스를 안 받으면 죽는다고 위협하는 느낌을 받았어요." 그러나 그는 단호하게 거절했다. 형들 중 한명이 바이패스시술을 했다가 합병증으로 사망한 경험이 있었기 때문이었다. 워낙 완강하게 거절하는 그에게 의사들은 하는 수없이 에셀스틴 박사를 만나보라고 했다는 것이다.

잭과 상담을 하는 동안 그는 본인이 무엇을 해야 하는지 아주 신중하고 이해심 깊게 경청했다. 그는 조금 생각을 해본 후에 결정하겠노라고 대답했다. 그 당시 그는 오하이오주 아크론Akron에 있는 제너럴 타이어사General Tire에 근무하고 있었다. 그는 같은 도시에 있는 심장내과 의사에게, 클리브랜드 클리닉의 검사결과를 보여주고 어떻게 했으면 좋겠느냐고 자문을 구했는데, 그 의사는 좀 미심쩍은 데가 있지만 어쩔 수 없이 허락해주었다고 잭은 나중에 고백했다.

1985년 10월에 들어서 우리는 다양한 심장병 환자들과 함께 본격적인 실험을 시작했다. 우리는 3~4개월에 한 번씩 전체 미팅을 가졌다. 주로 환자인 앤토니와 나의 집에서 가졌던 이 미팅에서 우리는 서로의 요리법을 교환했고, 변화된 생활습관과 음식습관에 대해서 토론을 함으로써 우리가 혼자가 아니라는 공감대를 깊이 나누었다. 또한 우리가 프로그램을 시작할 때 가졌던 약속을 다시 한 번 재확인하는 기회를 가졌음은 물론이다. 우리는 모두 똑같이 죽음을 눈앞에 둔 절망적인 환자들이었으므로, 가족과 같은 공감대를 쉽게 형성할 수 있었고 그 가족과 같은 느낌은 참으로 오랫동안 지속되었다. 우리는 모두 오하이오주 클리브랜드 주변에 살고 있는 이웃이었을 뿐 아니라, 무덤 속에 있던 나사로처럼 죽음에서 부활한다는 같은 목표를 가지고 있었으므로 서로 돕고 격려하는 동지와 같은 입장이었다.

우리 동지들에게 어떤 변화가 일어났는지 빨리 말하고 싶은 마음이 굴뚝같다. 그러나 먼저 우리가 성취하려고 했던 그 결과 뒤에 숨어 있는 과학적인 이유에 대해 이야기를 하는 것이 순서인 듯싶다.

4장

지방은 어떻게
당신의 몸을
공격하는가

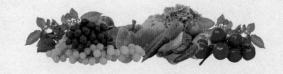

• • •

이 책을 읽는 독자에게 믿음을 주기 위해서, 복잡한 의학용어나 현란한 어휘로 여러분의 '지식없음'을 책망하는 시중의 사이비 의사가 되고 싶은 마음은 조금도 없다. 그들은 당신을 병원으로 끌어들여 돈을 벌 것이다. 그러나 나는 다음과 같은 결론을 내서 단 한 푼도 벌지 못한다. 아니, 오히려 더 가난해질 수도 있다. 단도직입적으로 말하겠다. 이렇게만 하면 된다. 식물식을 하라. 과일과 채소와 통곡물을 먹어라. 이렇게 간단하다.

Prevent
and
Reverse Heart Disease

내 실험의 최종 목적은 식물식으로 식단을 바꾸어서 환자 개개인의 콜레스테롤 수치를 150mg/dL 이하로 낮추는 것이었다. 또한 콜레스테롤 수치가 낮아지면 관상동맥질환이 어떻게 감소하는가를 확인하는 것이었다.

내가 특별히 목표치를 설정한 데는 몇 가지 이유가 있었다. 첫째로 심장혈관 질환이 전혀 발견되지 않는 문화권이 엄연히 존재하고 있었다. 그 지역에서는 콜레스테롤 수치가 150mg/dL 이상으로 올라가는 사람이 거의 없었다.[1] 코넬대학교 영양 및 생화학과 콜린 캠벨 교수Colin Campbell는 코넬대학교, 옥스퍼드대학교, 중국 예방의학아카데미가 공동으로 참여한 장장 20년에 걸친 프로젝트의 총책임자였다. 이 프로젝트는 음식이 인간의 질병에 끼치는 영향을 파헤친 인류

역사상 가장 위대한 연구(China Study. 한국에서는 〈무엇을 먹을 것인가〉라는 이름으로 책이 번역되었다: 옮긴이)였다.[2]

이 연구에서 우리가 상상하기 힘들 정도의 놀라운 결과들을 발견했는데 그 중의 하나가, 중국의 농촌과 산촌지역 사람들의 콜레스테롤 수치가 완벽하게 정상적이었다는 것이다. 그 지역 주민들의 콜레스테롤 수치는 대부분 90~150mg/dL 사이에 분포하고 있었으며 관상동맥질환은 거의 발견되지 않았다.(캠벨 박사의 프로젝트에 참여한 영국 옥스퍼드대학의 역학전문가 리처스 페토Richard Peto 박사에 의하면, 콜레스테롤 수치가 미국과 매우 유사한 영국과 비교했을 때 '이런 콜레스테롤 수치는 보통의 영국인에서는 볼 수 없는 매우 낮은 수준이다'고 말했다)

또한 미국 의사들과 과학자들의 조사에서도 비슷한 결과들이 속속 발표되었다. 그 중에서 중요한 예가 50년에 걸쳐 시행된 프래이밍햄 심장연구Framingham Heart Study(미국국립보건원이 운영하는 심폐 및 혈액연구소와 보스톤대학교 및 각종 연구단체들이 참여했다)였다. 이 연구에서는 메사추세츠주의 플래이밍햄Framingham에 거주하는 주민들을 대상으로 여러 세대에 걸쳐 의학적 자료를 수집하고 분석한 결과를 내놓았다. 이 연구의 총책임자였던 윌리엄 카스텔리William Castelli 박사에 의하면, 콜레스테롤 수치를 150mg/dL 보다 낮게 계속해서 유지해온 주민 중에서 50년 동안 심장마비에 걸린 사람이 단 한명도 없다는 것이다.[3]

자, 당신은 내가 왜 계속해서 콜레스테롤 수치가 중요하다고 강조하는지 이해가 가시는가? 우리 기본적인 문제를 한 번 짚어보자.

콜레스테롤은 흰색의 기름진 물질로 식물에는 없고 오직 동물에서만 발견된다. 이것은 인간의 세포를 보호하는 막을 형성하는데 아주 중요한 것이며, 성호르몬의 기본적인 원료이기도 하다. 우리 인간의 몸은 콜레스테롤이 꼭 필요하다. 그러나 우리 인간은 스스로의 콜레스테롤을 만들어낸다. 이것은 아주 중요하다. 따라서 인간은 그것을 일부러 따로 먹을 필요가 없다는 말이다. 그러나 우리는 그런 어리석은 일을 하고 있다. 소고기, 닭고기, 생선, 계란뿐만 아니라 유제품과 같은 각종 동물성 식품을 매일 먹고 있다는 말이다. 그것은 필요 이상의 물질을 인간의 몸에 억지로 구겨 넣는 일과 같다. 식물에 포함된 자연스런 지방 외에, 따로 지방을 먹는다는 것은 우리 몸에게 콜레스테롤을 필요 이상으로 많이 생산하게 강요하는 것과 같다. 뚱뚱한 채식주의자(기름, 버터, 치즈, 우유, 아이스크림, 도넛, 감자튀김 등을 좋아하는)들이 고기를 먹지 않는데도 불구하고 각종 혈관질환에 걸리는 이유로 설명할 수 있다.

시중의 의학계는 콜레스테롤을 2종류로 구분한다. 그중 하나가 고밀도 지단백질High-density Lipoprotein 또는 HDL로 불리는 것인데 '몸에 좋은' 콜레스테롤로 알려진 것이다. 그러나 의학전문가조차도 구체적으로 모르는 사실이 있다. HDL이 물론 심장병을 예방해주는 것도 사실이지만(콜레스테롤을 모은 다음 동맥을 통해서 간으로 이동시키는 행위를 통해서), 바로 그런 행위가 간을 파괴하고 손상하게 만든다는 사실이다. 따라서 혈중 콜레스테롤이 높아질수록, 당신은 심장병을 보호하기 위해서 더 많은 HDL 콜레스테롤이 필요하게 된다는 말이다.

저밀도 지단백질Low-density Lipoprotein, 또는 LDL로 불리는 '몸에 나쁜' 콜레스테롤도 있다. 이것은 혈관 내에 지나치게 많을 경우 혈관 내벽에 달라붙는 성향이 있어서, 혈관을 좁히는 플라크를 형성하게 되므로 결국 혈관들이 모두 막히게 된다.

관상동맥(冠狀動脈)Coronary Arteries은 심장근육에 산소와 영양분을 공급하는 매우 중요한 혈관이다. 여기에서 관상(冠狀)Coronary이라는 말은 왕관의 형상이라는 말로 라틴어 왕관Crown에서 나온 말이다. 머리를 둘러싸고 있는 왕관처럼 심장을 둘러싸고 있다고 해서 붙여진 말이다. 그냥 쉽게 심장동맥이라고 생각하면 된다. 이 동맥들은 비교적 크기는 작지만 매우 중요한 역할을 한다. 이 동맥들로부터 산소와 영양분을 공급받지 못하면 심장은 손상을 받게 되고, 더 이상 펌프질을 못하게 되며 결국 사망에 이르게 된다.

모든 혈관과 림프관 그리고 심장의 가장 안쪽을 감싸고 있는 세포들의 막을 혈관내피Endothelium라고 부른다. 그러나 이것은 단순한 세포막이 아니다. 이것은 우리 신체의 가장 큰 내분비조직이다. 만일 우리 몸에 있는 이 혈관내피 세포를 하나씩 하나씩 펼쳐 놓는다면, 테니스 코트 2개 정도를 다 덮을 수 있을 만큼 넓다. 건강한 동맥은 튼튼하고 탄력성이 좋을 뿐 아니라 장애물이 없고 내부가 부드러워서, 피를 아주 유연하게 흐르게 한다. 그러나 혈관에 지방수치가 높아지면 문제가 시작된다. 혈관내피에 백혈구, 혈소판, 적혈구 등이 달라붙게 되고 그 크기가 점점 커진다. 결국 백혈구는 혈관내피에 들러

붙게 되고 그 내피세포 속을 뚫고 들어가는데, 백혈구는 그곳에서 고지방식 때문에 산성화되고 양이 불어난 LDL 콜레스테롤을 잡아먹으려고 시도하게 된다. 이 백혈구는 다른 백혈구에게 도와달라고 신호를 보낸다. 점점 더 많은 백혈구들이 몰리고, 나쁜 콜레스테롤이 가득 차 지방고름이 거품처럼 되면 이것이 죽종, 다른 말로 플라크가 된다. 바로 이 플라크가 죽상동맥경화증Atherosclerosis의 가장 중요한 특성이다.

플라크가 오래 되면 조직에 흉터가 생기고 칼슘화가 진행되어 딱딱해진다. 당연히 플라크가 커지면 커질수록 동맥을 좁게 만들고 막아버린다.(그림4 참조). 심하게 막힌 동맥은 심장근육에 혈액을 정상적으로 보낼 수 없기 때문에, 이 좁아진 동맥혈관이 가슴통증이나 협심증의 원인이 된다. 종종 관상동맥은 스스로 바이패스시술을 하기도 한다. 나뭇가지가 작은 줄기를 뻗듯이 작은 새 혈관을 만들기도 한다는 말이다. 살기 위한 신체의 몸부림이자 자가치료인 셈이다.

그러나 심장마비에 가장 위험한 인물은 늙고 덩치 큰 플라크가 아니다.

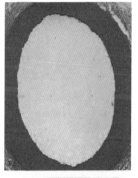

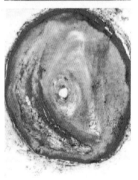

| 그림4 | (위쪽) 건강한 혈관, (아래쪽) 섬유성 칼슘, 지방, 콜레스테롤 등으로 가득차서 좁아진 혈관

가장 최근의 연구결과에 위하면 심장마비의 가장 위험한 인물은, 혈관내벽을 손상시키고 동맥에 충혈을 일으키는 젊고 작은 지방질의 플라크로 밝혀졌다.

플라크가 만들어지면 그 표면에 섬유질피막이 생겨서 내피세포를 거미줄 두께만큼 덮어버린다. 그 피막으로부터 보호된 플라크는 그곳에 조용히 숨죽이고 살면서 조금씩 조금씩 사람의 동맥에 해를 끼친다. 보이지 않는 이런 일들은 잠복하면서 서서히 진행된다. 구조를 요청하며 달려가는 백혈구들은 산성화된 LDL 콜레스테롤 때문에 충혈된 상태가 되는데, 이런 상태의 백혈구들을 '거품세포'라고 부른다. 이때부터 플라크의 피막은 점차 손상되기 시작한다. 이 피막은 점차 얇아지는데, 결국 순환하는 혈액의 압력이 세지면 얇아진 피막을 터트리게 되는 것이다.

이것이 바로 비극적인 결말이다. 플라크의 성분 혹은 고름이 혈액으로 새어나오면, 혈전반응이 촉발된다. 당연히 몸은 자가 치료를 하게 되어있다. 터진 피막에 혈소판이 와서 치료를 시작한다. 쓰레기가 터져 나오지 못하게 하려는 것이다. 바로 이때부터 진짜사건이 터지는 것이다. 응고현상은 자동으로 증폭되고 몇 분도 안 되서 동맥이 완전히 막히는 사건이 발생할 수 있기 때문이다.

동맥이 막혀버렸으니 혈액은 더 이상 순환하지 못해서, 피를 통해 산소와 영양을 공급받아야할 심장은 멈추기 시작한다. 이것이 바로 심근경색이고 이것이 바로 심장마비다. 심장마비가 여러 번 와서 심장 여러 곳이 상처를 입으면 심장의 작동이 약화되고 결국 멈추게 된다. 이처럼 심장기능이 저하되는 것을 울혈성심부전증이라고 한다. 이런 상태가 계속되어서 심장박동이 불규칙하게 되거나 울혈성심부전증이 계속되면 결국 사망에 이르게 된다.

이처럼 플라크가 관상동맥이 아닌 곳에서 생긴다고 해도 위험한 것은 똑같다. 동맥혈관이 뻗어 있는 신체의 어떤 부위(다리근육이 될 수 있고 뇌가 될 수도 있다)도 이런 상태로는 충분한 양의 혈액을 받을 수 없다. 게다가 플라크나 혈전조각이 떨어져 나와 혈관을 타고 흐르다보면, 원래 있던 자리가 아닌 먼 곳의 혈관도 막을 수 있다.

전통적으로 우리 심장내과에서는 첨단의학에 의존하는 방식으로 이 병에 접근해왔다. 예를 들어 혈관확장시술Angioplasty의 경우, 속이 비어 있는 튜브를 동맥혈관에 밀듯이 집어넣어서 막힌 동맥을 뚫어주게 된다. 미세한 카테터(수술용 관) 끝에 부풀어 오른 풍선을 달아서 맨 끝까지 계속 밀어 넣는다. 카테터가 막힌 곳에 닿으면 풍선이 부풀어 올라(여러 번 계속된다) 플라크를 혈관벽 쪽으로 밀어낸다.

최근에는 스텐트시술이 더 빈번해졌다. 스텐트란 둥그런 금속그물망을 말하는 것으로 혈관을 확장한 상태에서 집어넣게 된다. 풍선이 부풀어 오르면 그 사이에 이 스텐트를 집어넣는데, 카테터와 풍선이 빠져나간 후에도 동맥혈관을 넓힌 상태에서 단단히 고정시키게 된다.

바이패스Bypass(우회)시술은 단어 자체에 뜻이 포함되어 있다. 이 것은 우리 신체 다른 부분에서 동맥을 떼어낸 다음, 관상동맥의 막힌 부분을 잘라낸 후, 삥 돌아서(Bypass, 즉 우회해서) 혈관을 연결하는 방식이다. 그러니까 고속도로에서 사고가 났거나 공사 중이어서 막힐 때, 옆길로 뺑 돌아서 목적지에 닿는 것을 생각하면 쉽다. 내가 이 책의 도입부에서 언급한대로 이러한 첨단의학은 관상동맥질환의 증상을 완화시키는데 목적을 두고 있다. 이 질환을 근본적으로 치료하는데 목적을 둔 것이 아니라는 말이다. 결과적으로 근본적인 치료를 지연시키는 결과를 초래한다. 환자들은 결국 2번째 3번째 바이패스시술을 받게 된다. 혈관확장시술을 했던 동맥혈관은 다시 막히게 되어 있다. 새로 개발된 약물방출형 스텐트Drug Eluting Stent(삽입된 철망에 의한 상처를 치유하기 위한 과정, 즉 혈전생성 과정을 억제하는 약물을 코팅한 스텐트)도 결국 몇 년이 지나면 또다시 동맥을 막히게 한다. 왜냐하면 염증을 예방하기 위해 코팅된 약물이 혈관내피의 자연치유능력 또한 억제하기 때문이다.

그러나 더 좋은 방법이 있다. 돈 때문에 가정을 파괴하지도 않고 몸에 아무런 상처를 입히지 않고도 해결할 수 있는 방법이 있다. 동맥혈관에 지방을 쌓게 해서 끔찍한 재앙을 불러일으키는 이 인류학적인 문제를 단숨에 해결할 방법이 있다는 말이다.

이 책을 읽는 독자에게 믿음을 주기 위해서, 복잡한 의학용어나 현란한 어휘로 여러분의 '지식없음'을 책망하는 시중의 사이비 의사가 되고 싶은 마음은 조금도 없다. 그들은 당신을 병원으로 끌어들여 돈을 벌 것이다. 그러나 나는 이와 같은 결론을 내서 단 한 푼도 벌지 못한다. 아니, 오히려 더 가난해질 수도 있다. 단도직입적으로 말하겠다. 이렇게만 하면 된다. 식물식을 하라. 과일과 채소와 통곡물을 먹어라.

이렇게 간단하다. 식물식을 해서 콜레스테롤 수치를 150mg/dL 이하로 낮추고, LDL콜레스테롤 수치를 80mg/dL 이하로 낮추면 당신의 동맥혈관에 어떠한 지방과 콜레스테롤도 쌓이지 않는다. 끝이다.

어떤 환자들은 콜레스테롤 저하제만을 사용해서 이런 목표를 달성하려는 경우가 있다. 그러나 콜레스테롤을 낮추는데 있어서 약물은 정답이 아니다. 영양학적으로 접근해야 한다. 먹는 것이 전부라는 말이다. 식물성 식품을 기반으로 하는 식물식만이 당신을 죽을 때까지 병에 걸리지 않고 평생 건강하게 살게 해줄 것이다. 거기에다 당신은 평생 상상하지도 못했던 선물도 받게 될 것이다.

Prevent
and
Reverse Heart Disease

5장

골고루
먹어야 한다는
통념은 진실일까

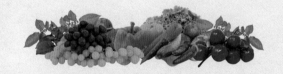

• • •

나는 아무리 시간이 오래 걸리더라도 당신을 확신시키고 싶다. 이 모든 일들은 비싼 장비를 동
원해서 당신의 가슴을 열어내고 각종 어지러운 화학약품을 투여해야만 더 많은 돈을 버는 의사
의 한사람으로서, 아버지와 장인과 수많은 친척들을 의사로 둔 나로서, 그럼에도 불구하고 너무
도 젊은 나이에 죽음을 맞이한 그들을 바라본 나로서, 이것은 정말 너무도 놀라운 일이기 때문
이다.

Prevent
and
Reverse Heart Disease

오래전 일이다. 내가 관상동맥질환에 대한 연구를 시작하던 초기였을 것이다. 내 의견에 반대하던 아주 유능한 의사 한 분이 음식에 대한 본인의 신념을 환자들에게 말하는 것을 들은 적이 있다. "고기든 생선이든 이것저것 골고루 드세요." 아마 지금 내 주위의 의사들에게 질문을 하더라도 똑 같은 대답을 들을 것이다. 과연 진실일까?

메타분석Meta Analysis이라는 것이 있다. 같은 주제에 대해서도 의견이 분분한 개별의 연구결과들을 모두 모아서 통합적으로 분석하는 방법을 지칭하는 말이다. 이런 분석이 1988년 관상동맥질환을 대상으로 행해진 적이 있다. 위스콘신주에서 행해진 이 연구에서 무려 4,437명의 환자가 참여했던 10가지의 실험을 분석해보았다.[1]

환자들의 절반 정도가 심장재활훈련(심장과 관련된 수술을 받았거나 치료를 받은 환자들의 재발을 막기 위해 시행되는데 체중감량과 혈압조절, 당뇨조절, 금연, 저지방식에 대한 내용으로 프로그램이 짜여있음) 교육을 받았다. 나머지 절반은 이런 교육이 전혀 없었다. 결과는 어땠을까? 훈련을 받은 그룹이 그렇지 않은 그룹에 비해 심장마비 발병률이 아주 근소한 차이로 높다는 결과가 나왔다. 그러나 두 그룹 사이에서 '가벼운 심장병'의 발병률 차이는 거의 없는 것으로 나왔다. 오히려 심장재활훈련을 받는 그룹이 '가벼운 심장병'의 발병률은 조금 높은 것으로 나타났다. 그러니까 훈련을 받아서 생활을 조금 바꾼 환자들과, 생활습관을 거의 바꾸지 않은 환자들의 심장병 발병률은 거의 상관관계가 없다는 결과발표다.

그 이유는 아주 단순하다. 지방섭취를 조금 절제해서 줄인 사람들의 경우, 단지 병의 증가속도를 조금 낮추었을 뿐이다. 하루에 담배 두 갑을 피운 사람이나 한 갑을 피운 사람이나 똑같다는 말과 다르지 않다. 완전히 치료하거나 박멸하지는 못한 것이다. 그런 방법이 오히려, 아주 천천히 그리고 새로운 방식으로 병을 키우면서 치료를 계속 방해했다는 말과 같다.

2006년 초 미의학협회저널에서 출간된 논문에서는 '저지방식이 건강의 위험을 감소시키지 않는다'는 결론을 내렸다. 지방을 많이 먹으나 적게 먹으나 질병에 걸리는 위험은 비슷하다는 뜻이다. 미국립보건원의 여성건강이니셔티브Women's Health Inititive; WHI 연구의 일환으로 진행된 연구였는데, 무려 8년 동안 49,000명의 여성을 대상으로 했다. 결과는 허무하게도 '저지방식을 했던 사람들과 원하는 대로 맘껏 먹은 사람들과 비교했을 때, 심장마비나 중풍, 유방암, 대장암에 걸릴 확률이 거의 유사하다'는 것이었다.[2]

그러나 이처럼 많은 예산이 투여된 대규모의 연구에도 불구하고 정말 중요한 핵심사항이 빠져있었다. '저지방식을 했던 여성들이 섭취한 하루 칼로리 중에서 지방이 차지하는 비율이 무려 29%'라는 것이다. 이것은 인간에게 엄청난 양의 고지방이다. 이것은 나와 같은 연구자들이 식물식중심의 식사로 환자들에게 추천하는 것(하루 지방 섭취량을 10% 이하로 추천한다)에 비하면 무려 3배에 해당한다.

여성건강이니셔티브 연구와 그 결론은 너무도 많은 문제점을 가지고 있다. 우리는 연구자들에게 이런 질문을 해볼 수 있다. 자동차를 운전할 때 속도를 조금 줄이면 죽을 운명이 살 운명으로 바뀔 수 있을까요? 자동차를 시속 150km로 운전하다가 벽에 부딪히면 운전자가 거의 사망한다고 할 경우, 만약 속도를 120km로 줄이면 이 운전자는 안전할까요? 그들은 '죽는 것은 똑같습니다'라고 말할 것이다. 그럼에도 불구하고 시속 15km로 운전하다가 벽에 부딪혔을 때 어떤 운전자도 다치지 않는다는 엄연한 사실을 무시하는 것은 무슨 일일까? 지방섭취율 50%와 30%는 사망률이 거의 비슷하다고 해도, 10% 이하로 내리면 엄청난 몸의 변화를 느낄 수 있고 사망률 '제로'라는 사실을 왜 외면하는 것일까?

미국립보건원 여성건강이니셔티브 연구결과는 결국 의문부호를 남기고 사라졌다. '심장병이나 암의 위험을 줄이기 위해서 사람들에게 저지방을 권유하는 것은 절대로 옳은 방법이 아니다'라는 교훈을 우리는 얻게 된 것이다. 이 연구가 밝힌 진실은, 지방함량 29% 식단을 권하는 '미국인을 위한 식단 가이드라인'Dietary Guidelines for Americans이 확실히 옳지 않다는 것이다. 그러나 이런 분야를 일찌감치 연구해오고 있던 우리는 이미 다 알고 있는 내용이었다. 여성건강 이니셔티브 연구는 미국의 식단 가이드라인이 틀렸다는 것을 추가로 더 확인해준 것뿐이다. 우리는 그들이 제시한 것보다 훨씬 적은 저지방 가이드라인을 추천했다. 시속 150km로 달리다 벽에 부딪히면 죽고 120km로 달려도 죽지만, 12km 이하로 달리면 절대 죽을 염려가 없다고 강력하게 주장했다는 말이다.

메타분석이 몇 년 동안 계속되면서 그들은 결국 지방섭취를 대폭적으로 줄인 관상동맥질환 환자들이, 그렇지 않은 환자들에 비해 훨씬 좋은 결과가 있다는 보고서를 발표하게 되었다. 그러나 가장 좋은 결과는 동물성 지방섭취를 전혀 하지 않은 환자들에게서 나왔다. 그 질환이 다시 발생되는 확률은 거의 제로(0)에 가까웠다.

그러나 우리가 원하는 것은 이것이 아니었다. 우리는 좀 더 높은 목표를 추구하고 있었다. 관상동맥질환을 모두 체포한 다음 완전한 사형을 집행해서 다시는 발을 붙이지 못하게 하는 것이 우리의 목표이기 때문이다. 이를 실현하기 위한 우리 연구의 핵심은, 단순히 지방과 콜레스테롤의 섭취를 줄이는 것이 아니라, 식물에 자연스럽게 함유되어 있는 지방(많아야 10% 정도)을 제외하고는 어떤 지방도 섭취하지 않는 것이었다. 핵심은 식물식이다. 과일과 채소와 통곡물 만을 먹는 방법이라는 말이다.

그렇다면 좀 더 과학적으로 얘기를 해보자. 나는 이 병 때문에 아버지와 장인어른을 포함해서 사랑하는 가족들을 일찍 떠나보냈다. 나는 그런 의사의 자격으로 감히 단언할 수 있다. 콜레스테롤 수치가 150mg/dL 이하인 사람에게 심장질환은 결코 발생하지 않는다.[3] 바로 이것이 정답이다. 그 반대도 역시 성립한다. 당신이 만일 평생 동안 콜레스테롤 수치를 150mg/dL 이하로 조절하면서 산다면 그것으로 충분하다. 당신이 담배를 피우거나, 가족 중에 심장병으로 고생한 사람이 있거나, 고혈압이 있거나 뚱뚱하거나 상관이 없다는 말이다. 시중의 의학상식과 다르지 않은가? 당신은 너무 놀라서 믿지 않으려 할지도 모른다.

그래서 나는 적절한 예를 들어 보려한다. 뉴기니섬에 사는 파푸아 고산족 이야기다. 이들은 전통적으로 오랜 세월에 걸쳐 담배를 즐겨 피웠다. 담배를 피우지 않는 사람도 마을 공동체로 돌아가면 어쩔 수 없이 간접흡연을 하게 된다. 그들은 흡연 때문에 폐에 많은 문제가 생긴 것도 사실이다. 그러나 60세 이상의 파푸아 고산족들에게는 동맥경화질환이 한 명도 발견되지 않았다.[4] 담배연기에 노출되면 심장병의 위험이 매우 높아진다는 수많은 연구결과에도 불구하고 말이다. 왜 그럴까? 그들이 먹는 음식에 의해서 보호받기 때문이다. 그들은 19가지에 달하는 고구마를 매일 섭취하고 있었던 것이다.

음식은 심혈관질환에 여러 면으로 심각한 영향을 준다. 지방과 콜레스테롤이 많은 음식을 먹으면 혈관 속의 지질농도를 상승시킨다. 바로 그렇게 혈관 내에 플라크를 만드는 준비작업을 시작하는 것이다.

그렇다면 '골고루 적당히 먹는 습관'은 병으로부터 안전할까? 지방과 콜레스테롤의 섭취를 적당히 줄이는 것이, 과연 시중의 의사들이 말하는 것처럼 정답일까? 물론 어느 정도는 효과가 있을지도 모른다.

그러나 그것은 정답이 아니다. 당신은 퇴근할 때마다 동네 피자가게의 냄새를 맡을 것이고, 배가 고프지도 않은데 TV의 햄버거 광고를 보고 갑자기 식욕이 생길 것이다. 우리 모두는 이 엄청나게 자극적인 상업자본주의 지뢰밭을 피해가며 살기가 힘들다는 말이다. 골고루 적당히 먹는 습관이 오히려 사람을 죽일 수 있다. 이를 이해하기 위해서는 신진대사 및 생리학에 대한 약간의 이해가 필요하다. 지금부터 하는 얘기는 약간 과학적인 이야기라서 집중할 필요가 있다. 당신이 다음 이야기를 충분히 이해하게 되면 내가 말하는 모든 말에 확신을 갖게 될 것이다.

인간 신체의 각 기관은 세포로 구성되어 있는데, 각 세포들은 바깥쪽에 보호막으로 둘러싸여 보호를 받는다. 이 세포막은 인간이 상상할 수 없을 정도로 섬세한데, 두께가 십 만분의 1mm에 불과하다. 이 세포막은 세포가 건강한 기능을 하기 위해서 너무 중요하지만, 약간의 자극에도 매우 민감하게 반응한다.

우유를 포함한 각종 동물성 식품과 모든 기름성분은 세포를 보호하기 위한 세포막에 공격을 가한다. 이러한 음식들은 우리 몸에 무척 해로운 활성산소를 대량으로 만들어낸다. 이 활성산소는 순환대사에 치명적인 위협이 되는 화학물질이다. 당장은 눈에 보이지 않을지라도 시간이 갈수록 쌓이면서 축적된다. 결국 누적된 세포의 상처가 충분히 커지면, 당신의 의사가 결론을 내리는 바로 그 '질병'이 되는 것이다. 그러나 좋은 소식도 있다. 채소와 과일과 각종 통곡물은 그 위험한 활성산소를 발생하지 않는다는 사실이다. 그보다 더 좋은 소식도 있다. 채소와 과일과 통곡물은 해독효과까지 있다는 사실이다. 진짜로 더 좋은 소식도 말해볼까? 채소와 통곡물은 동물성식품이나 기름과 달리, 활성산소의 생성을 막아내는 산화방지제의 역할까지 한다는 사실이다. 활성산소를 중화시키는 역할은 물론이거니와, 최근의 연구에 의하면 암 발생을 눈에 보일 정도로 현격하게 줄이는 것으로 밝혀졌다.

우리가 전형적인 서구식 식생활을 계속할 때 가장 상처받는 곳은 어디일까? 바로 혈관내피Endothelium(둥그런 혈관의 안쪽에 있는 내벽)다. 이 혈관내피는 건강한 피가 정상적으로 매끄럽게 흐르게 하는데 매우 중요하다. 혈관내피는 산화질소Nitric Oxide를 만들어내는데, 산화질소는 혈관을 건강하게 유지하는데 매우 중요한 역할을 한다. 산화질소는 혈관을 확장시켜서 탄력 있는 혈관을 유지시키는 역할이 주된 임무다. 혈관 내부에 남겨진 산화질소는, 프라이팬의 테플론 성분이 음식을 달라붙지 않게 하는 것처럼, 혈관의 내부에 코팅을 만들어 피의 흐름을 매끈하게 한다. 또한 산화질소는, 지방이 많이 발생하는 혈관과 혈액세포들이 끈적이게 되는 현상을 제거하여, 그것이 원인이 되어 생기는 플라크를 근본적으로 예방하는 중요한 역할을 한다. 노폐물 청소물질이자 기름때 제거물질이라는 말이다.

혈관내피가 얼마나 중요한지에 대한 증거는 수도 없이 많다. 최근 독일에서 관상동맥질환으로 판명을 받은 환자 500명을 대상으로 연구한 결과가 나왔다. 그들에게 혈관을 촬영하는 혈관조영검사를 실시하고 혈관에서 혈액을 일정량 뽑아내서, 혈관내피전구세포 Endothelial Progenitor Cell(혈관내피를 복구하고 재생하는 역할을 하는 세포)의 양을 수량화해보았다. 12개월이 지나서 연구자들은 혈관내피전구세포의 숫자가 가장 적은 환자들의 건강상태가 가장 좋지 않았고, 전구세포가 가장 많은 환자들이 가장 건강했다는 사실을 확인했다. 모든 세포들이 최선을 다한 결과이다.[5]

볼티모어Baltimore에 있는 매릴랜드 의대의 로버트 보겔Robert Vogel 박사는 놀랄만한 실험을 했다. 독성 있는 식사 한 끼가 혈관내벽에 어떤 영향을 끼치는가에 대한 실험이었다.[6] 보겔박사는 학생들을 대상으로 해서 어깨와 팔꿈치 사이에 있는 상완동맥의 지름을 초음파로 측정했다. 그리고 학생들의 한쪽 어깨를 천으로 묶은 다음 5분 동안 피가 못 흐르게 해서 혈압을 팽창하게 했다. 5분 후에 묶은 어깨를 풀고 피가 동맥을 다시 흐르게 해서 얼마나 빨리 원래 상태로 돌아가는지 초음파를 사용해서 확인하는 실험이었다.

두 그룹으로 나누었다. A그룹에게는 아침식사로 패스트푸드를 제공했는데 총 900칼로리 중에서 지방이 50g이었다. B그룹에게는 지방이 전혀 들어 있지 않은 아침식사 900칼로리를 제공했다. 식사가 끝난 다음 보겔 박사는 다시 어깨를 5분 동안 묶은 다음 결과를 지켜보았는데 결과는 놀라웠다. 지방이 없는 아침을 먹은 학생들은 아무런 문제가 없었다. 몇 초도 지나지 않아서 동맥혈관이 아침식사 전과 다름없이 탄력을 되찾았다. 그러나 지방을 섭취한 학생들의 혈관은 반응속도가 현저하게 느렸다.

왜 그랬을까? 혈관내피에 지방을 공급하면 산화질소(혈관의 노폐물을 제거하고 기름때를 제거하는)를 생산하는 혈관내피의 능력이 현저하게 떨어지기 때문이다. 보겔 박사가 세심하게 관찰한 결과, 지방이 든 음식을 먹은 후 2시간이 지나면서 혈관내벽의 기능이 떨어지기 시작했고, 혈관내벽이 정상화될 때까지는 무려 6시간이 걸린다는 사실을 알아냈다. 한 끼의 식사만으로도 혈관의 건강에 엄청난 결과를 초래하는데 매일 3끼를, 그것도 365일 그런 식으로 식사한다고 상상해보라.

이 책을 읽고 계신 당신에게 묻고 싶다. 이 정도면 콜레스테롤 수치를 줄여야 한다는 내 말이 충분히 납득되시는가? 콜레스테롤 수치를 줄이는 다른 방법이 있다면, 내가 왜 돈 버는 수술의사를 버리고 돈 안 되는 채식의사로 방향을 틀었으며, 음식습관을 근본적으로 바꾸지 않으면 안 된다고 확성기를 들고 30년 동안 거리를 떠돌며 외치고 있겠는가 말이다.

최근 뉴잉글랜드 의학저널New England Journal of Medicine은, 다량의 콜레스테롤 저하제를 사용하면 콜레스테롤 수치를 150mg/dL 이하로 줄일 수 있다는 연구결과를 발표했다. 이 연구의 대상이 된 심장병 환자 4명 중 3명 정도는 상태가 매우 호전되었다. 그러나 그 실험은 완벽하지 못했다. 이들의 콜레스테롤 수치는 현격하게 감소했지만, 이 연구에 참여한 환자 4명 중에서 1명꼴로 심장혈관에 새로운 이상증세가 생겼으며 심지어는 이 연구 시작 2년 반 만에 사망하는 환자들도 발생했다.[7]

나는 그들의 실험방법에 너무나 많은 문제점이 있다는 것을 발견하고 충격을 받았다. 총콜레스테롤 수치와 LDL 수치가, 우리가 제시하는 수치 이하로 내려간 것은 물론 사실이다. 나는 그 연구의 총책임자에게 전화를 걸어서 아주 핵심적인 내용이 빠져있다고 따졌다. 바로 영양학적 요소가 빠져있음을 지적한 것이다. 환자들은 실험기간 동안 무슨 음식을 먹었냐는 나의 질문에 '이것은 약물실험일 뿐입니다'라고 대답했다. 그러니까 실험 시작 전부터 먹던 음식과 똑같이 먹었다는 말이다. 이것이 실험에 참여한 많은 환자들이 더러는 악화되고 더러는 사망한 원인인 것이다. 25%가 사망한다는데 그 약물을 왜 투여한다는 말인가? 내가 지금 과도한 주장을 하고 있다는 말인가?

나는 이 책 앞부분에서 질병과 화재에 대한 비유를 했었다. 지방가득한 서구식 음식을 먹는 것은 불난 집에 휘발유를 계속 뿌리는 것과 같다고 말이다. 집에 난 불을 끄려면 가장 먼저 휘발유 뿌리는 행위를 멈추어야 한다고 나는 계속해서 주장해왔다. 바로 이 문제를 얘기하는 것이다. 약물을 복용해서 콜레스테롤 수치가 상당히 내려갔다고 하더라도 동맥혈관에 플라크가 계속 발생(화재)해서 병이 진행되는 것은 피할 수가 없다. 환자들이 독성가득한 서구식 식생활(휘발유)을 계속 유지하기 때문이다.

질병이 악화되거나 사망한 환자들의 경우 테스트 기간 중에 계속해서CRP(C반응성 단백질검사)검사 혹은 HSCRP검사(고감도 C반응성 단백질검사)등이 시행되었다. 이 테스트는 동맥혈관의 단백질 수치를 측정하여 염증수치를 도출해내는 방법인데, 심장내과 의사들에게 이 테스트는 심장마비의 위험을 예상하는데 있어서 기존의 콜레스테롤 측정법보다 훨씬 효과적인 것으로 알려져 있다. 그런데 부정적인 결과를 보인 이 실험의 환자들에게서 모두 이 검사의 수치(수치가 높을수록 위험함)가 상당히 올라간 것으로 판명되었다.

이것이 음식의 중요성을 판단하는 결정적 단서다. 내 경험에 의하면, 음식습관을 식물식으로 바꾸는 내 프로그램을 충실히 수행한 후 3~4주 정도 지나면 환자들의 HSCRP수치, 즉 혈관내 염증수치가 본인도 놀랄 만큼 개선되었다. 그것도 아주 신속하게 개선되었으며 이후 계속해서 꾸준히 유지되었다.

30여 년 전 내가 연구를 시작할 때의 최종목표는, 혈중 총콜레스테롤을 150mg/dL 이하로 떨어트리고 LDL 수치를 80mg/dL 이하로 내려가게 하는 것이었다. 그러나 식물식을 통해서 이런 목표를 확신한 지금, 새로운 선물을 받게 되었는데 바로 동맥혈관의 근본적인 개선이다. 이를 통해 현대인의 각종 혈관성 질병을 치료하고 역전시키는 강한 능력까지 확인한 셈이다. 식물식중심의 식사는 혈관내벽의 세포에 강한 영향을 미쳐서 산화질소를 생산하게 하는데, 이는 신진대사를 원활하게 하고 생리학적으로 강한 힘을 준다는 사실이다. 앞에서도 언급한 적이 있는 산화질소는 각종 혈관성 질병을 치료하는데 필수불가결한 성분이다. 이 엄청난 사실을 밝혀낸 미국의 과학자 3명은 1998년 노벨의학상을 받은 바 있다.[8]

1. 산화질소는 신체 모든 부분의 혈액흐름을 촉진시킨다.
2. 산화질소는 백혈구와 혈소판이 끈적이는 것을 방지하며 혈관 내 플라크가 생성되는 것을 예방한다.
3. 산화질소는 혈관 내 플라크 생성을 방지하여 관상동맥의 흐름을 부드럽게 한다.
4. 산화질소는 이미 생성된 혈관 내 플라크를 제거하는 역할을 한다.

그렇다면 식물식중심의 식사가 어떻게 산화질소를 생산해내는지 알아보자. 이를 위해서는 약간의 생리학적 이해가 필요하다. 산화질소를 생산하기 위해서는 L아르기닌L-arginine이라 불리는 아미노산이 반드시 필요하다. 이 아미노산은 거의 모든 식물성 음식에서 광범위하게 발견된다. 특별히 뿌리식물, 콩류, 호두 등에 많다. (그림5)는 L아르기닌이 산화질소 합성효소NOS에 분해되어 산화질소를 만드는 과정을 보여준다. 바로 아르기닌과 산소에서 산화질소가 생산되는 것이다.

그러나 (그림5)에서 보는 것처럼 산화질소는 ADMA비대칭성 디메틸-아르기닌Asymmetric dimethyl-arginine라는 경쟁자가 있다. 이 ADMA는 단백질이 우리 몸을 순환하는 과정에서 생성된다. 우리 몸에

ADMA가 지나치게 많으면, 산화질소 합성효소 중에 차지하는 L아르기닌이 현격히 줄어들게 된다. 당연히 산화질소의 생산은 줄어든다. 여러분이 그렇게 중요하다고 생각하는 고기의 단백질이 얼마나 위험한가를 보여주는 이론이기도 하다. 그러나 여기에 ADMA의 거대한 적수가 있으니 바로 DDAH디메틸-아르기닌 디메틸 가수분해효소 Dimethyl arginine dimethyl amino hydrolase라는 긴 이름의 효소인데, 산화질소를 순조롭게 생산하기 위해서 ADMA를 파괴하는 역할을 한다. 그러므로 일반적으로 대부분의 심혈관계 질병의 위험성인자들(높은 콜레스테롤, 높은 중성지방, 높은 호모시스테인, 인슐린저항성, 고혈압, 흡

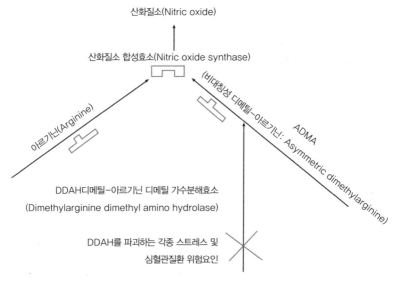

| 그림 5 | 산화질소 생성과정 (아르기닌을 통해서 산화질소 합성효소가 생성되는 과정을 보여주는 그림으로 ADMA가 지나치게 많으면 산화질소 생성에 방해를 받는다는 것을 보여준다)

연)은 ADMA를 파괴하는 DDAH라는 효소의 능력에 의해 좌우된다고 보면 정확하다.

이처럼 생리학적인 과정을 살펴보면, 그 동안 내 프로그램에 참여해서 식물식을 했던 환자들이 어떻게 심장병을 치료하고 건강해졌는지를 잘 알 수 있다. 식물식중심의 식사는 위에서 보는 것처럼 심혈관질환의 위험인자를 감소시키거나 완전히 제거하는 것이 분명해졌다. 식물식에 적극적일수록 질병의 위험은 더욱 감소하게 된다.

이런 방식으로 그들은 가장 위협적인 심장병 증상인 협심증(가슴통증)을 사라지게 했던 것이다. 일반적으로 각종 육체활동이나 감정적인 자극(웃음이나 환희 등과 같은)도 산화질소를 생산하고 혈관을 확장시키며, 심장으로 가는 피의 흐름을 촉진시킨다. 동맥혈관질환을 가진 환자들의 경우, 혈관내벽의 능력이 매우 낮아 있는 상태다. 그러나 동맥혈관이 좁아진 상태에서는 혈관을 확장시키기가 매우 힘들고, 그로 인해 심장은 적절한 피의 순환을 기대할 수 없게 된다.

결과적으로 어떤 증상이 생길까? 바로 통증이다. 어떤 사람에게는 가벼운 통증일 수도 있고 어떤 사람에게는 가슴을 쥐어짜는 통증일 수도 있다. 많은 환자들은 '반불구상태'가 되어서 심한 운동이나 섹스, 또는 강한 감정을 표현하는데 두려움을 느끼게 된다. 그런 환자들을 구하는 방법은 바로 심장근육에 더 많은 피를 흘려보내는 일이다. 비록 일부분의 동맥혈관이 막혀있다 할지라도 피가 계속 흐르는 것은 너무도 중요한 일이기 때문이다. 이 책을 읽고 계신 당신에게 다시 묻는다. 어떻게 하면 좋겠는가? 그렇다. 혈관내벽의 능력을 회복시켜서 산화질소를 자꾸 생산하면 된다.

음식습관을 바꾸어서 확인된 근본적인 변화는 너무 아름다워서 숨이 턱 막힐 지경이다. 1996년 심장근육이 심하게 상해서 거의 괴사된 환자에게 식물식을 통해서 회복시킨 경험이 있었다. 나는 이 환자를 치료하기 전에 심장을 촬영(심장 양전자방출단층촬영)Cardiac PET scan해 두었다. 식물식과 함께 소량의 콜레스테롤 저하제도 복용하도록 했다. 10일이 지난 후의 결과는 놀라웠다. 이 환자의 콜레스테롤 수치가 248mg/dL에서 무려 137까지 떨어졌다. 3주 후에 같은 방식으로 심장을 다시 촬영해보았더니 실험 전에 괴사되었던 심장근육 주변에 아름답게 피가 흐르는 것을 발견했다.(그림 6) 이 사진을 보면

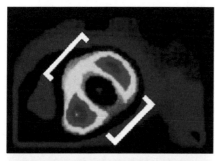
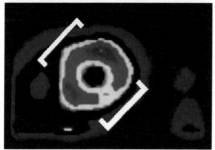

| 그림6 |
(위쪽) 심장 양전자방출단층촬영으로 확인한, 혈액순환 부족으로 막혀 있는 혈관.
(아래쪽) 3주 동안 식물식을 한 결과, 혈관흐름이 완전히 정상으로 돌아와 다시 붉게 살아난 심장근육. 붉은색이 혈액

아무도 의심할 수 없을 것이다. 생활습관, 그 중에서 음식을 근본적으로 변화시킨 결과는 이처럼 놀라운 것이다. 누구든지 식물식중심의 식사를 하면 혈관내피를 신속하게 복구시켜서 산화질소를 생산하게 되고 결국에는, 강물이 거침없이 강을 흐르는 듯한 매끄러운 혈관을 갖게 된다는 말이다.

나의 이러한 성공은 다른 의사들의 유사한 연구로 이어졌다. 클리브랜드 클리닉 방사선학과의 리차드 브룬켄RichardBrunken 박사와 레이 고Ray Go 박사 및 병리학과의 캔디스 머천트Kandice Marchant 박사가 참여했다. 이 연구결과는 그림7, 8, 9, 10에 나와 있다. 이 결과는 식물식중심의 식사와 콜레스테롤 감소가 얼마나 긴밀하게 연관이 있는지 명명백백하게 보여주었다. 쓰레기로 막혀있던 강물이 힘차게 흐르듯이 거의 멈추어 있던 혈관이 흘러서 심장을 힘차게 뛰게 만들었던 것이다.

나는 이런 결과가 곁가지 동맥(혈관이 막히면 피를 보내기 위해 자연적으로 발생하는 우회동맥) 때문이 아니라는 것을 강조하고 싶다. 곁가지 동맥Colleteral Artery이 생성되려면 몇 달에서 몇 년의 시간이 필요하다. 게다가 이 곁가지는 심장혈관에 충분한 혈액을 보내주지 못한다는 것이 이미 여러 연구를 통해 잘 알려져 있다. 하지만 이 환자들은 우리가 제안한 대로 식습관을 바꾸자 단 3~12주만에 심장으로 다시 충분한 양의 혈액이 흘러들어가기 시작했다. 불과 3~12주 만에 일어난 일이다. 우리가 제시한 식물식으로 음식을 바꾼 지 불과 2~3주 만에 그들을 죽음에서 부활시킨 것이다. 한번 시

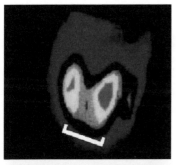

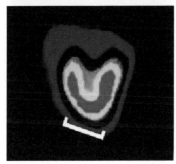

| 그림7 |

(위쪽) 혈액 부족으로 죽어가고 있는 심장근육.
(아래쪽) 3주 동안의 식물식으로 충분한 혈액이 공급되자 다시 심장근육이 붉게 살아남. 붉은색이 혈액.

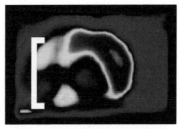

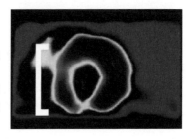

| 그림8 |

(위쪽) 심각한 혈액공급 부족으로 죽어가고 있는 심장근육
(아래쪽) 6주 동안의 식물식으로 혈관기능이 복구되어 심장근육이 다시 살아남. 붉은색이 혈액.

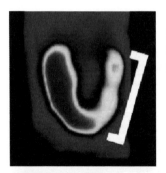

| 그림9 |

(위쪽) 혈액공급 부족으로 죽어가는 심장근육.
(아래쪽) 12주 동안의 식물식으로 혈액공급이 좋아져
다시 붉게 살아난 심장근육. 붉은색이 혈액.

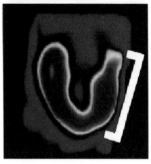

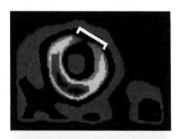

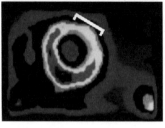

| 그림10 |

(위쪽) 혈액공급 부족으로 죽어가는 심장근육
(아래쪽) 12주 동안의 식물식으로 혈액공급이
회복되면서 다시 붉게 살아난 심장근육. 붉은
색이 혈액.

작하면 수없이 반복할 수밖에 없는 수술을 하지도 않고 말이다. 그런 과정을 거치면서 집안은 파산하고 육체는 거의 시체가 될 수밖에 없는 그런 수술을 하지도 않고 말이다. 맹세컨대 우리는 그들의 몸에 전혀 칼을 대지도 않았다. 그런데도 그들은 무덤 속의 나사로처럼 부활했다.

물리학을 배우는 학생이라면 속이 텅 빈 관의 액체흐름에 관해 정의한 푸아죄유의 법칙Poiseuille's Low을 잘 알 것이다. 정원용 호스를 소방호스로 바꾸었다고 생각하면 쉬울 것이다. 찔끔거리며 물이 나오는 불량호스를 지름이 큰 새호스로 바꾼 셈이다. 이처럼 혈관이 원래대로 원상복구되면 혈관의 흐름은 크게 좋아질 것이다. 혈관을 촬영해보면 의사든 환자든 누구나 알 수가 있다. 이처럼 새 혈관을 되찾는데 걸리는 시간은 얼마나 될까? 그렇다. 식물식을 시작하고 몇 주 만에 가능한 일이다. 놀랍지 않은가?

이처럼 우리의 혈관을 보호하고 회복시키는 혈관내벽의 시스템은 무척 놀라운 것이다. 우리는 우리가 마음먹은 대로 혈관을 파괴할 수 있지만, 지방에 찌든 음식을 먹어서 파괴된 우리 몸을 건강하게 회복시킬 수도 있다. 이렇게 장황하게 말했음에도 확신이 서지 않으신가? 그렇다면 내 본래의 실험에 참여했던 환자들에게 무슨 일이 일어났는지 다시 한 번 살펴보자. 나는 아무리 시간이 오래 걸리더라도 당신을 확신시키고 싶다. 이 모든 일들은 비싼 장비를 동원해서 당신의 가슴을 열어내고 각종 어지러운 화학약품을 투여해야만 더 많은 돈을 버는 의사의 한사람으로서, 아버지와 장인과 수많은 친척들을 의사로 둔 나로서, 그럼에도 불구하고 너무도 젊은 나이에 죽음을 맞이한 그들을 바라본 나로서, 이것은 정말 너무도 놀라운 일이기 때문이다.

6장

12년 동안
놀라운 일들이
발생했다

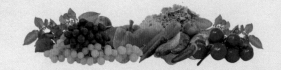

• • •

12년 동안 우리 프로그램을 충실히 수행한 환자 18명 중에서 단 한 명도 관상동맥질환이 악화된 기록은 없다. 콜레스테롤 수치의 안전선 안쪽으로 꾸준히 유지했을 때 그들에게는 놀라운 일들이 일어났다.

돈 펠튼Don Felton의 아내 매키Mackie는 매일 아침 일찍 일어나 베이컨을 구운 다음에, 거기에서 나온 육즙과 기름으로 소스를 만들어 남편에게 토스트와 함께 식탁에 내놓았다. 남편은 특별히 그 육즙소스를 무척 좋아했다. 그런데 그것은 단지 아침식사에만 올리는 것이 아니었다. "아주 오랫동안 그 육즙소스를 먹었어요. 제 기억으론 돼지 옆구리살을 콩과 함께 볶아서 먹는 요리를 특히 좋아했죠. 돼지 옆구리에서 떼어낸 그 부위는 두께가 5cm쯤 되었을 거예요. 옆구리살을 소금에 절여서 하루 정도 숙성시킨 다음에 옥수수가루를 묻혀서, 육즙소스와 함께 프라이팬에 구우면 군침이 도는 갈색으로 변하죠." 돈 펠튼은 숨김없이 말하는 성격이 시원한 스타일이었다. 육즙소스를 특히 좋아했으며 그 외에도 수없이 많은 기름진 음식에 탐닉했다.

1986년 1월 15일 나는 병원에서 그를 처음 만났다. 그는 당시 54세였다. 다른 심장내과 의사로부터 나에 대한 얘기를 들었다고 했다. 그는 나를 찾아오기 27년 전부터 심장 때문에 고생을 해왔다고 했다. 바이패스 2회를 포함해서 각종 치료를 받았지만 번번이 실패했노라고 솔직히 고백했다. 기존의 첨단의학으로는 도저히 가망이 없다고 생각해서 나를 찾아온 것이다. 그는 클리브랜드 클리닉 정문에 들어서서 내 진료실로 들어올 때까지 3~4번이나 멈추어 서곤 했다고 했다. 다리에 극심한 통증이 왔기 때문이다. 혈관을 촬영해본 결과 다리에 있는 주요 동맥이 완전히 막혀있었다.

돈 매키와 그의 아내는 진료실에서 2시간 동안이나, 그가 앞으로 체험해야 할 프로그램에 대한 설명을 듣고 상담했다. 점심시간이 되자 그들은 병원에서 멀리 떨어져 있지 않은 이태리 식당에 가서 수프 한 접시를 시켰다. 돈이 아내에게 말했다. "아마도 이것이 내 인생에서 마지막으로 먹는 맛있는 음식이 될 것 같군." 그는 고통스런 수술을 다시는 받고 싶지 않았다. 그는 바로 그날부터 나의 프로그램에 참가했으며 그날의 약속을 매우 충실하게 지켜나갔다.

3~4달이 지나자 그의 가슴통증이 사라졌다. 그냥 엎드려 자는 것도 너무 힘이 들었는데 말이다. 가슴통증을 참아내느라 베개를 꼭 끌어안고 잠을 청했었는데 이제는 그럴 필요가 없어졌다. 우리 프로그램에 참여해서 7개월이 지날 때까지, 그는 심장을 회복시키는데 모든 노력을 집중했다. 완전히 막혀 있던 다리의 대동맥에 대해서는 본

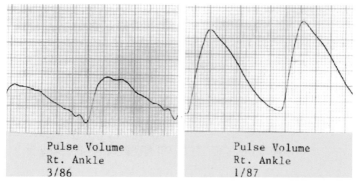

| 그림11 | (왼쪽) 식물식을 하기 전 심각하게 감소한 우측 발목의 맥파 용적(심장박동에 따라 혈관을 통과하는 혈액의 양) (오른쪽) 9개월의 식물식 후 완전히 정상으로 돌아온 맥파 용적

인도 모르게 잊고 있었던 것이다. 그는 진료실에 들어올 때 어떤 통증도 없이 쾌활하게 걸어오곤 했다. 어느 날 나는 다른 문제로 맥파 용적검사를 위해 그를 검사실로 보낸 적이 있는데 그가 그래프 한 장을 가지고 내 사무실로 돌아왔다. 검사결과는 놀라웠다. 막혀있었던 동맥이 정상으로 돌아와 피가 거침없이 흐르고 있다는 것이 그래프에 나타난 것이다.(그림 11 참조)

돈의 경우는 혈관내피세포의 힘이 얼마나 중요한지를 잘 보여준다. 그리고 극적으로 떨어진 콜레스테롤 수치와 모든 위험인자를 제거하는 생활습관 개선, 즉 식물식이 어떻게 내피세포를 변화시키는지도 보여주는 사례다. 그러나 건강이 회복되었다는 한 가지 증거만으로 이 실험이 성공적이었다고 평가할 수는 없는 일이다. 나는 아주 과학적이고 체계적인 증거들이 필요했다. 내 프로그램에 참여한 환자들에게, 몇 달 혹은 몇 년이 지나는 동안 과연 어떤 일들이 일어나는지에 관한 더욱 세세한 정보 말이다.

그래서 우리는 이런 종류의 실험에서 결과를 평가하는 데 반드시 필요한 3개의 측정치를 마련했다.

1. 실험기간 동안에 진행된 콜레스테롤 수치를 비교분석할 것.
2. 실험이 시작되기 전, 중간, 실험 후의 혈관촬영도를 비교분석할 것.
3. 전체적인 임상실험의 결과를 철저히 비교분석할 것.

우리는 실험에 참가한 18명 환자들의 발병 및 치료기록을 꼼꼼히 분석했다. 그들은 모두 관상동맥에 문제가 많은 중증 심장병 환자들이었다. 실험이 시작되기 전 8년 동안의 진료기록을 확보했다. 모두 클리브랜드 클리닉에서 행한 심장치료 기록이었다. 우리는 모두 합쳐서, 49번의 심뇌혈관 기록을 확인했는데 그 내용은 다음과 같다.

- 협심증이 갑자기 심해진 15회의 기록
- 눈으로 보기에도 확연히 질병증상이 심해진 13회의 기록
- 바이패스시술 7회(2명은 8년보다도 더 이전에 바이패스 시술을 받았던 적이 있었지만 기록엔 포함하지 않음)의 기록
- 4회의 심장마비 기록과 3회의 뇌졸중 기록
- 2회의 혈관확장시술 기록
- 결과가 급격히 악화된 2회의 운동부하검사 기록

그들에게 어떤 변화가 발생했는지 여기에 구체적으로 적어본다.

콜레스테롤 실험을 시작해서 처음 5년 동안 환자들의 혈중 콜레스테롤 수치는 1달에 2번씩 실시되었고, 나중 5년 동안에는 1달에 1번씩 행해졌다. 그 이후로는 3달에 한 번씩 행해졌다. 실험에 참가한 환자들의 혈중 콜레스테롤 수치는 평균 246mg/dL이었는데 이것은 전문가가 아닌 일반인이 보아도 엄청나게 놀랄만한 수치였으니 그들의 상태를 짐작하고도 남을 만 했다. 전격적인 식물식프로그램을 실시하고 소량의 콜레스테롤 저하제도 복용했다. 시간이 지나자 콜레스테롤 수치가 놀랄 만큼 떨어졌는데 평균을 재어보니 무려 137mg/dL이었다. 거의 반으로 줄어버린 것이다. 이것은 '콜레스테롤 저하'에 관련해서 내가 읽어본 어느 의학보고서에도 발견하지 못한 수준이었다. 이것은 스타틴Statin 계열의 콜레스테롤 저하제를 다량으로 사용해도 뽑아낼 수 없는 결과였다.

12년이 지난 후, 프로그램에 참가했던 어느 누구도 총 콜레스테롤 수치가 150mg/dL 이상인 사람은 나타나지 않았다. 우리는 목표를 달성한 것이다. LDL(나쁜) 콜레스테롤 수치도 평균 82mg/dL로 나타났는데, 이것은 이런 종류의 실험에서 단 한 번도 보고되지 않았던 수치였다. HDL(좋은) 콜레스테롤은 평균 36.3mg/dL이 나왔는데 이는 정상인보다 훨씬 낮은 수치다. 무엇을 계속해서 먹으면서 살아야 하는지 우리는 충분히 증명해낸 셈이다. 우리의 연구결과는 총 콜레스테롤이 150mg/dL 이하로만 내려간다면 수치가 높을수록 좋다고 알려진 HDL 수치가 권장범위 이하로 내려간다고 해도 전혀 문제가 되지 않는다는 사실도 동시에 밝힌 셈이다. 사실 이 문제는 우리가 결과를 발표하기 전에 과학자들에게서 많은 논란이 있었던 문제였기 때문이다.[1]

혈관조영술 관상동맥조영술Coronary Angiogram은 관상동맥을 엑스레이로 촬영하는 방법이다. 팔이나 사타구니를 통해 부드러운 카테터(의료용 관)를 심장부근까지 삽입한 다음, 동맥혈관에 방사선 조영제를 주입하면서 여러 각도에서 관상동맥의 해부학적 모양을 동영상으로 촬영하는 진단기법이다. 심장의 주 펌프실인 좌심실 입구까지 동맥혈관을 통해서 카테터가 주입된다. 카테터를 따라서 조영제(염료)가 동맥혈관으로 주입되면 필름(심장혈관을 촬영하는)이 동맥혈관 및 미세한 혈관의 상태를 촬영하게 된다.

동맥혈관이 촬영되면 막힌 혈관이 어떤 부분이며 얼마나 막혔는지 알 수 있고, 건강한 사람의 동맥과 비교해서 평가할 수 있게 된다. 또한 환자의 이전 상태와 똑같은지, 혹은 더 악화되었는지 판단할 수 있다. 물론 동맥혈관이 확장되어서 심장근육에 더 많은 산소와 영양분이 흘러갈 수 있는지도 알 수 있다. 물론 이런 사진의 분석은 아주 섬세하고 구체적으로 행해져야 한다. 우리는 환자 한 명당 각각 3번씩 혈관조영술을 실시했다. 또한 우리는 분석에 대한 편견을 없애기 위해서, 사진을 분석하는 연구원들조차 아무것도 모르게 했다. 그러니까 그 사진이 환자가 프로그램에 참석하기 전의 사진인지 혹은 프로그램에 참가해서 일정시간이 지난 사진인지를 전혀 모르게 했다는 말이다.

5년이 지나서는 18명 중에서 7명의 환자들에게, 이사 및 회사이동과 같은 여러 가지 이유로 더 이상 혈관조영술을 진행할 수 없었다. 이번 장에 발표하는 내용은 모두 식물식이후 5년이 지나서 혈관조영술을 받은 11명의 환자에 대한 것이다. 분석결과는 충격적이었다. 모두가 콜레스테롤 수치 150mg/dL을 계속 유지했으며, 모두가 질병의 진행이 완전히 멈췄고, 8명은 막혔던 혈관이 확연히 더 넓어졌다. 혈관이 10~30% 넓어진 경우도 있었는데, 이런 질병의 역전현상은 놀라운 것이었다. 이 실험에서 촬영된 사진들을 살펴보자. (그림 12)는 67세의 소아과 의사이자 환자인 참여자의 좌심실 동맥혈관이 5년 후에 회복된 사진이다. (그림 13)은 58세의 공장노동자의 관상동맥이 개선된 결과를 보여준다. (그림 14)는 54세의 대기업 보안책임자의 동맥혈관이 개선된 사진이다. 자, 처음으로 돌아가서 내가 첫 장에 언급했던 조 크로우가 32개월이 지나서 회복된 혈관촬영도(그림 1)를 확인해보자.

실험에 참여한 환자들과 그 가족들을 불러서 혈관조영술로 촬영된 사진을 보면서 대화를 나누는 것은 우리에게 실로 엄청난 즐거움이었다. 그것은 하버드나 예일대학 입학허가 통지서를 받는 것보다 훨씬 더 감격스러웠다. 이 환자들은 모두 단순히 어디가 아픈 것이 아니었기 때문이다. 모두가 언제 죽을지 모르는 위험으로 두려움에 떠는 처지였기 때문이다. 그것은 의사인 내게도 엄청난 성취감을 안겨주었다. 이 사진들을 보시라. 이제 더 이상 논쟁하지 말자. 내가

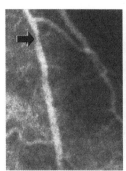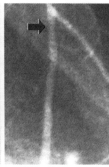

| 그림12 |
(왼쪽 화살표) 상부 좌전하행 관상동맥을 혈관조영술로 촬영한 사진
(오른쪽 화살표) 식물식과 콜레스테롤 저하제를 통해 개선된 60개월 후의 사진

| 그림13 |
(왼쪽 화살표) 좌회선지 관상동맥을 혈관조영술로 촬영한 사진
(오른쪽 화살표) 식물식과 콜레스테롤 저하제를 통해 개선된 60개월 후의 사진

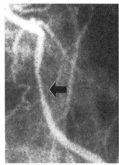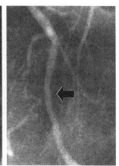

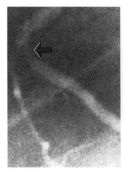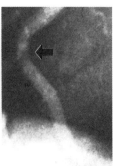

| 그림14 |
(왼쪽 화살표) 우관상동맥을 혈관 조영술로 촬영한 사진
(오른쪽 화살표) 식물식과 콜레스테롤 저하제를 통해 개선된 60개월 후의 사진

그 동안 주장했던 일들이 가설에 머무르는 것이 아니라 이렇게 사진으로 똑똑히 보여주지 않느냐 말이다. 나는 가슴이 벅차올랐다. 이제 우리는 심장질환을 완전히 치료할 수 있는 반박하지 못할 증거들을 확보한 셈이다. 그렇다. 이렇게 병을 치료할 수 있다면 그것을 예방하는 것도 당연하지 않은가 말이다.

임상적인 결과 임상적인 결과를 얘기하기 전에 우리는 한 명의 죽음을 먼저 애도하고자 한다. 그는 우리 실험이 진행되는 중에 사망했다. 그는 아주 심하게 관상동맥질환을 앓고 있던 60대의 남자였다. 그는 그 당시 혈관확장시술이 실패한 후 심장에 엄청난 무리가 와서 치료를 중단한지 2주가 되던 환자였다. 우리는 그를 실험대상자로 선정할 때 많이 망설였었다. 상태가 심각하게 나빴기 때문이었다. 그 후에도 계속 상태가 안좋았고 7개월 후에 바이패스시술을 받았다. 특히 그의 좌심실이 심하게 죽어 있었는데 정상인에 비해 혈액의 운동 정도가 20%도 미치지 못하는 상태였다.

보통의 경우 이런 환자들은 다시 살아나기 힘든 것이 사실이다. 그럼에도 불구하고 이 남자는 살아났다. 프로그램에 참여해서 5년이 지난 후에 다시 혈관조영술을 통해서, 과거에 좁아졌던 4개의 동맥혈관을 비교해 보았다. 2개는 변함이 없었지만 2개는 개선되었다.

10개월이 지난 후 그 환자는 심장부정맥Cardiac Arrhythmia(규칙적이지 못한 심장 맥박상태)으로 사망했다. 부검을 해봤지만 동맥이 새로 막혔거나 심장마비가 있었던 증거는 찾을 수 없었다. 동맥혈관의 흐름이 개선되고 협심증도 좋아진 상태임에도 불구하고, 한번 심하게 괴사되었던 심장은, 마치 전기에 감전되었던 신체의 일부분처럼 복구되기가 어려웠던 것이다. 아무리 혈관이 개선되었어도 이미 죽어있는 심장세포는 살릴 수 없었던 것이다. 나머지 환자들의 상태는 모두 호전되었다. 환자들 중에 9명은 모두 협심증(불완전한 혈액의 흐름으로 인한 심장근육의 통증)을 앓고 있었는데, 2명은 완전히 사라졌고 나머지 7명은 현격히 개선되었다. 물론 사망한 환자는 여기에 포함시키지 않았다. 당연히 신체의 운동능력도 향상되었고 성기능도 회복되었다. 한 환자는 오랫동안 그를 괴롭혀왔던 발기불능이 이 프로그램에 참여하면서 완전히 회복되었다며 솔직히 고백했다.

결과는 프로그램이 끝나고도 지속되었다. 돈 펠튼(처음 내 진료실에 찾아올 때 여러 번 걸음을 멈추어야 했던)도 벌써 70대가 넘었지만 지금도 날씬하고 활동적이다. "처음 이 실험에 참여할 때만 해도 거의 시체나 다름없었죠. 지금요? 저는 지금도 똑같은 방법으로 음식을 먹습니다. 과일과 채소와 통곡물이죠. 다른 것은 더 이상 필요가 없어요." 그는 요즈음도 가끔 사슴사냥을 한다고 했다. 그러나 옛날과 달라진 것들이 있다고 했다. 첫째는 여행 중에 건강한 아침식사를 위해서 항상 오트밀을 먹는다는 것이고, 둘째는 비록 사냥을 다니지만 사냥한 고기를 더 이상 먹지 않는다는 것이다. 나는 그에게 동물을 사냥하는 일을 그만두는 것은 어떻겠냐고 조언하려했지만, 어쩐지 남의 사생활까지 간섭하는 것은 의사로서 지나친 일일 것 같아서 그만 두었다.

　에밀 허프가드Emil Huffgard는 협심증 치료제 니트로글리세린이 없으면 살 수 없는 환자였다. 그는 가슴통증 때문에 오직 앉은 자세로만 잠을 잘 수 있는 사람이었다. 그는 식물식을 하면서 아주 빠르게 회복되었으며 콜레스테롤 수치도 현격히 감소되었다. 그는 전화회사에서 엔지니어로 일을 했었는데 건강이 나빠져서 어쩔 수 없이 이른 나이에 은퇴를 할 수 밖에 없었다. 프로그램에 참여한 지 6개월이 지나서 내 진료실에 찾아와 눈물을 흘렸다. "이 정도로 계속 건강상태가 좋아진다면 다시 일을 할 수 있을 것 같아요. 박사님 감사합니다." 사실 그의 아내는 딸의 결혼식에 남편이 참석하지 못할까봐 내심 걱정했다고 했다. 그러나 그런 염려와는 달리 그는 딸과 함께 결혼식장에서 행진할 수 있었다. 프로그램대로 식물식을 시작한지 11년 후의 혈관사진은, 그가 질병에서 완전히 회복되었음을 눈으로 확인시켜주었다.

　돈과 에밀의 경우 실험에 참여하기 전에 모두 바이패스시술을 받은 경험이 있다. 바이패스와 같은 시술에는 상당히 부정적인 측면이 있다. 막힌 동맥혈관을 바이패스시술로 뚫어준다 해도 결코 영원히 지속되지 않는다. 결국 혈관은 다시 막힌다는 것이다. 돈의 경우 막힌 동맥혈관에 바이패스시술을 하기 위해서 그의 정맥이 사용되었다. 2번의 바이패스시술을 하면서 20년 동안 견딜 수 있었지만 결국 문제가 생길 수밖에 없었던 것이다. 에밀의 경우도 마찬가지다. 바이패스시술을 한 후 30년 만에 결국 다시 바이패스를 할 수 밖에 없었다. 갑자기 심장마비가 와서 혈관이 다시 막혔기 때문이다. 결국 두 환자 모두 관상동맥이 근본적으로 치료된 것은 우리 프로그램에서 음식을 바꾸었기 때문이다. 두 환자 모두 지금까지 협심증에서 자유로워졌으며 어떤 행동의 제약도 받지 않고 살고 있다.

제리 머피Jerry Murphy는 대기업의 고급간부였는데, 그가 기억하는 그의 친척남자들은 모두 젊은 나이에 죽었다고 했다. 그러나 지금 이 글을 쓰고 있는 시점에서 그는 80대 중반을 넘어서고 있다. 우리 프로그램에 가입한지 14년 동안 그는 총 콜레스테롤 수치 120mg/dL 이하를 꾸준히 유지하고 있다. 예전에 그를 담당했던 의사는 그의 별명을 심장마비가 언제 발생할지 모른다 하여 '불현듯 심장마비A heart attack about to happen'라고 놀렸었노라고 했다. 지금은 나이가 들어서 관절이 좀 나쁘긴 해도, 그의 친척남자 중에서 자기보다 오래 산 사람이 없다고 자랑하면서 살고 있다.

에블린 오스위크Evelyn Oswick의 경우, 집에 가서 흔들의자에 앉아 있으라고 의사가 말했다고 했다. 흔들의자에 앉아서 죽음을 기다리라고 말이다. 그러나 그녀는 지금 70대 후반을 쌩쌩하게 살고 있다. 처음에 그녀는 우리 프로그램에 대해 좀 회의적이었다. 그러나 참여하기로 결심을 하고 난 후, 단 한 번도 다른 생각 없이 꾸준히 규칙을 준수했다. 그녀는 완전히 회복되었다. 그는 아주 자신감이 있는 여성으로 지금은 심장병 전도사가 되었다. 심장병을 앓는다는 것은 너무 어리석은 일이라고, 심장병을 확실하게 치료하는 너무도 쉽고 완벽한 방법이 여기 있다고 외치는 전도사 말이다.

짐 트루소Jim Trusso의 경우는 조금 힘들었다. 그는 처음 프로그램에 가입할 때부터 견디기 힘들어 했다. 그의 아내의 말에 의하면 남편이 '과일과 채소를 먹지 못하는 사람'이라는 것이다. 물론 그도 음식습관을 바꾸는 것만이 살 길이라는 것을 잘 알고 있었다. 그래서 한꺼번에 바꾸지 않고 서서히 바꾸는 방법을 택했다. 살기 위해서는 어쩔 수 없었다. 통곡물과 채소만으로 맛있게 하는 요리법도 익혀나갔다. 이 프로그램이 거의 끝나갈 때였을 것이다. 그는 자전거로 클리브랜드와 톨레도를 왕복하는 자선행사(총360km)에 참여했다. 그에게는 확실히 무리한 운동이었기 때문에 심정지Cardiac Arrest 상태가 계속되었다. 심정지는 혈관문제로 인한 심장마비가 아니다. 운동을 하면 심장을 빨리 뛰게 만드는 에피네프린이라는 호르몬이 분비되는데, 운동을 멈출 때 이 에피네프린 분비가 갑자기 중단되기도 한다. 그러면 심장도 갑자기 박동을 멈춰버리는 경우가 있다. 짐의 심장마비는 이런 부정맥에 의한 것이었다. 그것이 부정맥을 야기했고 그의 심장을 멈추게 했다. 그러나 그는 인공호흡으로 다시 일어났고, 혈관조영술을 한 결과 더 활동적인 생활을 위해 바이패스시술이 추천되었다. 그러나 그의 강한 체력은 수술의 부담을 이겨낼 수 있었다.

그는 60대가 되었고 교장선생님으로 교직에서 은퇴했다. 그러나 그는 지금도 매일 10~15km를 자전거로 달리고 있다. 또한 숲해설가로 활발히 활동하고 있으며 아내와 함께 외국여행을 즐기며 살고 있다. 지금도 그는 콜레스테롤 수치 121mg/dL 정도를 꾸준히 유지하고 있다. 그는 3장에서 언급한 바 있는 '스테이크 저녁내기'의 주인공이다. 에셀스틴 박사가 그를 치료하면 저녁을 사겠다고 장담했던 그 의사의 환자 말이다. 그는 주치의와의 저녁내기에서 이겼지만 스테이크를 얻어먹지는 않았다. 너무도 명확한 이유를 몸이 증명했기 때문임은 당연한 일이다.

잭 로빈슨Jack Robinson 또한 그의 심장내과 주치의와 내기를 했던 환자였다. 그가 바이패스시술을 거절하고 우리 프로그램을 시작한지 2년이 지날 때까지도, 그 주치의는 잭의 선택을 아주 근심스럽게 여기고 있었다. 잭의 말에 의하면 그 의사가, 만일 에셀스틴 박사에게 가서도 회복에 차도가 보이지 않는다면 그때는 반드시 바이패스를 해야 한다고 말했다는 것이다. 그는 혈관조영술로 촬영한 사진을 그 주치의에게 보여주고 그를 안심시켰음은 물론이다. 잭은 여러 이유로 오하이오주로 이사했다. 그는 거기에서 다른 심장내과 의사를 만났는데 잭의 예전 의사와 똑같이, 식물식으로 건강을 회복했다는 말에 미심쩍어했다는 것이다. 1998년 잭은 마지못해서 혈관조영술로 사진을 다시 찍었는데, 그 이전보다 훨씬 더 좋아진 결과를 받고 자신도 놀라워했다. 그러나 그 의사는 놀라운 효과를 본 것은 식물식이 아니라 그가 처방해준 약 때문이라고 자랑스러워했다는 것이다.

위에서 말한 환자들의 경우는 매우 기본적인 결과들이다. 뭐 그리 대수롭지 않고 당연한 결과라는 말이다. 심장근육을 둘러싸고 있는 관상동맥에 피의 흐름이 개선되면 당연히 생기는 일들이다. 환자들 대부분의 동맥혈관은 스스로 넓어졌다. 약물이나 수술 등 외부의 도움을 받지 않고 스스로의 힘으로 넓어졌다는 말이다. 콜레스테롤 수치가 근본적으로 줄어듦에 따라서 혈관내피의 능력이 엄청나게 개선되었다. 책의 앞부분에서 언급한 것처럼 둥그런 혈관의 안쪽 벽에 위치한 혈관내피는, 손상된 혈관을 치료하는 산화질소를 만들어내는 가장 중요한 역할을 한다. 혈관내피의 역할은 거기에서 멈추지 않는다. 최근의 연구에 의하면, 콜레스테롤 수치가 내려가면 적혈구의 세포막이 얇아져 투과성이 향상된다는 것으로 밝혀졌다. 적혈구의 세포막이 얇아지면 폐에서 더 많은 산소를 흡수해 혈액이 더 많은 운반할 수 있게 된다. 결국 심장근육에 훨씬 효율적으로 산소가 공급되는 것은 당연한 일이다.

결론적으로 말해서 식물식을 중심으로 하는 식사는, 혈관세포에 상처를 주어서 몸을 망치는 서구식 식생활과는 달리, 혈관내피의 능력을 극대화시킨다는 것을 알 수 있다. 위 환자들의 플라크는 활성화된 혈관내피의 힘으로 플라크를 보호하는 껍질이 두꺼워지면서, 파열되거나 혈전이 형성될 일이 없어져 심장마비에 걸릴 위험이 사라지게 된 것이다.(그림 15)

위 환자들은 모두 심장마비에서 해방되었다.

그러나 맨 처음 실험에 참여했던 환자 24명 중에서 3명은 프로그램이 끝나기 전에 사망했다. 한 분은 폐섬유증(폐 전반에 걸쳐 흉터조직이 확산되어가는 현상)으로 사망했다. 다른 한 분은 우리 프로그램에 가입해서 13년이 지날 때 구토를 하다가 쓰러져 과다출혈로

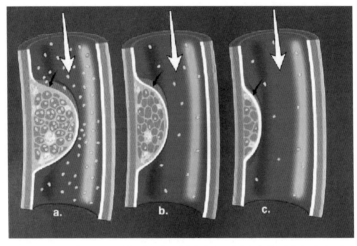

| 그림15 | 식물식을 통해 플라크를 덮고 있는 껍질이 점점 두꺼워지고(검은 화살표), 플라크가 서서히 사라져가는 과정. 흰색 화살표는 혈류방향.

사망했다. 과다출혈이 사망원인이었기 때문에 우리는 부검을 의뢰하지 않았다. 심장병과 전혀 관련이 없었다는 것은 확실했다. 나는 그가 말로리와이스 증후군Mallory-Weiss syndrome(구토를 자주 하면 위와 식도가 만나는 접합부위에 상처가 나면서 출혈이 나는 증상)으로 사망한 것으로 진단했다. 또 한 분은 은퇴한 트럭 운전기사였는데 우울증이 매우 심하신 분이었다. 돌아가실 때 그는 신체활동이 거의 불가능해서 요양원에 계셨는데 아주 서서히 쇠약해지면서 결국 죽음을 맞이했다.

1998년에 나는, 첫 12~15개월 사이의 실험에 참여했다가 포기한 환자 6명(24명 중에서)의 현재 상태를 검토해보았다. 그들은 모두 예전의 식습관으로 돌아가 있었는데, 그들의 새로운 담당의사를 통해 자료를 검토한 결과 심장병은 훨씬 더 악화되었다. 그들은 모두 다음과 같은 일들을 겪고 있었다.

- 4회의 악화된 협심증
- 2회의 심실성빈맥Ventricular tachycardia(사망을 초래할 수 있는 심각한 부정맥으로서, 심장을 과도하게 뛰게 한다)
- 4회의 바이패스시술
- 1회의 혈관확장시술
- 1회의 울혈성심부전증(심장이 혈액을 효과적으로 배출하지 못해, 심장에 혈액이 고이고 붓는 상태)
- 1회의 부정맥 합병증으로 인한 사망

이 얼마나 다른 결과인가! 위에서 언급한 대로, 49가지의 발병 기록을 가졌던 참가자들 중에서 프로그램이 진행되는 동안 전보다 상태가 악화된 사람은 한 명도 없었다. 프로그램에 6년 동안 참여했던 한 분은, 사업상 어쩔 수 없이 18개월 동안 옛날 서구식습관으로 돌아 간 적이 있는데, 그 때문에 사라졌던 병이 도져서 바이패스시술을 받아야 했다. 그런 불상사를 제외하면 18명의 환자들이 프로그램에 참여했던 12년 동안 심장병과 관련해서 어떠한 문제도 발생하지 않았다. 지금 이 글을 쓰는 요즘 알게 된 재미있는 일도 있었다. 나는 이 분의 경우를 실험대상에 포함시키지는 않았다. 클리브랜드에 거주하는 의문의 이 환자는 프로그램이 시작된 지 2년 후에 어디로 갔는지 연락이 닿지 않았다. 20년 만에 다시 나를 찾아온 그는 놀랍게도 혼자서 꾸준히 우리 프로그램의 방식대로 식물식을 실천해왔노라고 했다. 그는 최근 테니스에 취미를 붙였고, 운동능력을 향상시켜서 테니스대회에 나가기 위해 바이패스시술을 하고 싶다고 주장하는 것이 아닌가? 내가 어떤 대답을 했을까 독자들이 예상하는 것은 어렵지 않을 것이다.

12년 동안 우리 프로그램을 충실히 수행한 환자 18명 중에서 단 한 명도 관상동맥질환이 악화된 기록은 없다. 콜레스테롤 수치의 안전선 안쪽으로 꾸준히 유지했을 때 그들에게는 놀라운 일들이 일어났다.

비록 이 실험은 끝났지만 프로그램이 계속되는 동안 환자들은 충실하게 식물식을 실천했고 내가 원하는 콜레스테롤 수치를 계속 유지해왔다. 질병에서 자유를 얻게 되는 실험은 오랫동안 계속되었고 환자들은 '무엇을 먹느냐'가 본인들의 건강에 얼마나 영향을 미치는지 실감하게 되었다. 또한 거의 망가진 몸을 스스로의 힘으로 치료할 수 있다는 데에 자부심을 가지게 되었다.

1987년 새해 주말을 아내와 함께 호텔에서 보내려했던 앤토니 또한 죽음의 터널에서 살아 돌아왔다. 우리 프로그램에 참여하기 전에 5번의 끔찍한 바이패스시술을 받았지만 모두 실패했다. 그는 계속해서 질병을 더 악화시키는 행위를 반복했던 것이다. 그는 맨 처음 우리 프로그램의 규칙을 따르는 것이 매우 고통스러웠노라고 고백했다. 특히 먹은 음식을 매일 기록하고 2주에 한 번씩 피검사를 하는 것은 매우 힘들었다고 했다.

그러나 프로그램 시작 후 1달쯤 지나자 몸의 컨디션이 확연하게 좋아지는 것을 느꼈다. "바람이 조금 부는 길을 걷는데 가슴 통증을 전혀 느낄 수 없었어요." 그는 아내에게 달려가서 큰소리로 말했다. 그것은 이 실험에 참여했던 모든 환자들이 했던 말과 똑같았다. "여보 우리가 해냈어요!"

Prevent
and
Reverse Heart Disease

| 7장 |

왜 어떤 의사도
진실을
말해주지 않았을까?

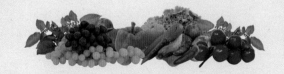

• • •

동맥경화를 줄이는 가장 효과적인 음식습관은, 통곡물과 뿌리식물과 채소와 과일 등을 주로 하는 식물식으로서, 이렇게만 해도 지방함량은 10~15%를 충족시킨다. 이러한 음식습관은 유방 및 전립선, 그리고 결장이나 자궁에 종양이 자라는 것을 방지할 수 있다. 비타민과 미네랄이 알맞게 함유되어 있기만 하면, 이러한 음식습관이 부정적인 결과를 가져온다는 보고서는 어디에서도 찾을 수 없다.

Prevent
and
Reverse Heart Disease

오래 전부터 우리 프로그램을 적극 지지해온 사람 중에 아브라함 브리크너Abraham Brickner라는 사람이 있다. 이 분은 클리브랜드 클리닉의 재활건강본부 총책임자였다. 아브라함의 어머니는 심장병으로 62세에 생을 마쳤다. 그의 형은 55세에 바이패스시술을 할 정도로 심장이 안 좋았는데 수술 몇 년 후에 사망했다. 그의 사촌형은 55세에 심장마비에 걸렸으며 사촌동생은 42세에 심장마비로 숨졌다. 아브라함은 55세에 처음으로 바이패스시술을 했고 두 번째는 65세에 했다.

처음 바이패스시술을 받은 후에 조금 음식습관을 바꾸기 시작하긴 했지만 그는 여전히 고지방음식을 좋아했다. 스테이크를 숙성시켜서 버터에 구운 요리, 콘비프(소고기를 소금에 절인 다음 쪄서 만든 통조림)를 식빵에 넣어 먹는 샌드위치, 소의 간에 양파와 계란을 넣고 진한 닭기름에 튀겨내는 요리 등을 일주일에 한 번 정도는 먹었다. 토요일 오후에 영화를 보고난 후에는 항상 커다란 접시에 와플을 담아 한가득 먹곤 했다. 그는 헬스케어와 고객상담에 관련된 병원의 총 책임자였으므로 오랫동안 본인의 건강도 세심하게 관리해야 하는 위치에 있었다. 어느 날 그가 내게 물었다. "콜레스테롤 수치 250이면 정상이니까 저는 아무런 문제가 없네요. 저는 정상 맞죠?"

콜레스테롤 수치 250이 정상이라고? 정말 믿기 힘든 일이지만 수십 년 동안 혈중 콜레스테롤 수치 300mg/dL까지가 완벽한 정상이라는 것이 일반적인 견해였다. 세월이 지나서 이 수치에는 많은 변화가 있었다. 전문가로 자처하는 사람마다 의견이 분분해서 도대체 콜레스테롤 수치를 어디에 맞추어야 할지 일반인들은 혼란스러웠다. 해마다 바뀌고 방송마다 신문마다 제각각이었기 때문이다. 최근에서야 국가공인기관인 미국심장협회, 미국콜레스테롤 교육프로그램, 미국립연구위원회 등에서는 혈청콜레스테롤Serum Cholesterol은 반드시 200mg/dL 이하로 낮춰야 한다고 결론을 내렸다.[1] 위 같은 공인기관에서는 하루에 섭취하는 칼로리 중에서 지방이 차지하는 비율이 30%를 넘지 않을 것을 권장사항으로 내놓았다.

그러나 아쉽게도 지방섭취를 어느 수준까지 끌어내려야 혈관질환이 개선되는지에 관해서는 언급하지 않았다. 오히려 수많은 과학자들은 정반대의 결과를 내놓았다. 국가공인기관이 추천하는 대로 지방섭취를 제한하더라도 심장병은 서서히 그리고 속삭이듯이 증가한다는 것이다. 지방섭취를 일정량 줄이더라도 질병개선효과는 전혀 없다는 것이 결론이다.

진실은 이미 밝혀졌다. 의학이 발전함에 따라 장막 뒤에 숨겨진 모든 것이 밝혀진 것이다. 우리는 이미 오래 전에 심장마비에 걸린 사람 중 25% 정도가 혈중 콜레스테롤 수치 180~210mg/dL이었다는 사실을 밝혀낸 바 있다.[2] 또한 프래밍햄 심장연구에서도 심장질환에 걸렸던 환자의 33%가 콜레스테롤 수치 150~200mg/dL이었다는 사실도 밝혀낸 바 있다.[3] 이것은 무슨 의미일까? 서구식 식사를 하고 있는 수억 명의 미국인들이 아무리 국가공인기관에서 제시하는 수치를 맞추려 노력해왔어도 계속해서 병에 걸려왔고 그렇게 목숨을 잃고 있다는 뜻이 아니고 무엇이겠는가? 건강의 기준점이라고 제시한 것을 믿고 살아온 순진한 사람들이, 지금도 병원의 회전문을 열고 닫으며 그들이 피땀 흘려 모은 재산과 국민의 세금을 마차로 실어다 주고 있다는 말이다.

우리는 정부와 각종 국가건강관련단체가 제시한 하나의 단어에 문제를 제기해왔다. 바로 모든 사람들에게 건강을 보장하는 '안전한' 콜레스테롤 수치에 대해서 우리는 문제를 삼은 것이다. 그들이 원하는 '안전한' 목표를 달성한 미국인 중에서 매년 120만 명이 심장마비에 걸리고 그보다 훨씬 많은 수백 수천만 명이 관상동맥질환의 대기 환자라는 점을 어떻게 설명할 것인가?

도대체 무슨 일이 있기에 이런 일이 일어나는 것일까? 콜레스테롤 목표수치를 150mg/dL 이하로 설정해야 하는 것이 명확하다면, 왜 정부의 관리들과 정책입안자들은 그런 말을 해주지 않는 것일까? 우리가 우리의 정부관리들에게 식수의 박테리아 기준치를 말해달라고 요구한다면, 많은 사람이 콜레라 같은 전염병에 걸릴 가능성이 있는 수치를 제시할까? 아니다. 전혀 그렇지 않다. 그들은 우리 중에 단 한 명도 감염되지 않을 최소한의 수치를 공표할 것이다. 콜레스테롤 목표수치를 제시하는 일이, 공기 중의 오염물질이나 물속의 오염도에 대한 기준을 제시하는 것과 무엇이 다르다는 말인가. 만일 납 성분이 많이 든 물을 먹어서 어린이 중에서 20% 정도가 뇌질환에 걸릴 위험성이 있는데도 불구하고, 당신이 책임자라면 그 수치가 기준점이라고 국민에게 공표할 수 있는가? 그런데도 정부가 그렇게 한다면 당신은 어떤 행동을 취할 것인가? 혈중 콜레스테롤 수치도 마찬가지다. 정부기관은 왜 그런 수치를 믿고 따르라고 하는 것일까? 거기에는 다 이유가 있다.

대답은 조금 복잡하다. 여기에는 문화적이고 관습적이고 정치적인 문제들이 복합적으로 얽혀있다. 더 솔직히 말하면 이 분야의 전문가를 자처하는 관리들의, 전문지식이 없는 국민들에 대한 속임수가 숨어 있다는 말이다. 좀 더 자세히 살펴보자.

사람들이 점차 똑똑해지면서(아직도 시골에 가면 고기를 많이 먹어야 건강해진다고 주장하는 배불뚝이 노인들이 수도 없이 많지만) 기름, 유제품, 동물성식품의 섭취를 줄이고 있는 것도 사실이다. 물론 여기에는 이 문제를 심각하게 받아들이는 의사들도 포함된다. 우리는 맛있고 매력적이면서도 가격도 그리 비싸지 않은 독성음식의 환경에서 살고 있다. 거기에는 서구식 식생활을 절대 바꾸지 못하게 하는 강력한 상업자본주의 세력이 있음을 잊어서는 안 된다. 그들에 의해, 과학자들이 힘들게 연구해서 밝혀낸 위험지대를 침범하려는 수많은 시도가 오랫동안 있어왔다. 낙농업자와 축산업자와 유가공업자 등 각종 관련산업들의 강력한 로비활동은, 콜레스테롤 수치의 표준점을 낮추려는 양심있는 과학자들에게 계속해서 강편치를 날리고 있다.

아주 간단히 설명하자면 여우들에게 양계장의 경비를 맡기고 있는 셈이다. 아니, 생선가게를 고양이 7형제에게 안전하게 지키라고 완장을 채워준다면 어떻게 되겠는가. 현재 미국시민의 음식섭취에 대한 공식적인 가이드라인은 1970년대 이후로 미농무부USDA가 담당하고 있다. 최근 미공공이익과학센터가 발간한 〈건강을 위한 영양활동〉Nutrition Action Health Letter이라는 책자를 보면, 최근 임명된 미농무부의 고급공무원의 명단이 수록되어 있는데, 미농무부에 들어가기 전에 근무했던 전임근무지를 기록해 놓았다.[4] 그런데 정말 놀라운 것은 그들의 전임근무지가 거의 축산 및 유가공회사라는 것이다. 2000년 10월에 '책임 있는 의료행위를 위한 의사회'PCRM : Physicians Committee for Responsible Medicine에서는 미농무부를 상대로, 누가 미국인의 음식가이드라인을 만들었는지 밝혀달라는 소송을 냈다. 결국 가이드라인을 만든 11명의 위원 중에서 6명이 이들 산업체의 경제적인 지원을 받고 있음이 밝혀졌다. 여기에는 위원회의 위원장까지 포함되어 있었다.

내 견해로는, 미농무부는 미국인의 영양기준을 제시하는 책임 있는 기관으로 자격이 없다. 그들은 미국의 농축산업체와 유가공업체의 목소리를 대변하고 있기 때문이다. 그런 일은 당연히 질병관리본부와 같은 공공기관에서 해야 할 일이다. 식품회사나 축산업계와 아무런 관련이 없는 기관 말이다. 그러나 아직까지 미농무부는 미국인이 무엇을 어떻게 먹어야 하는지의 표준을 제시하는 강력한 파워를 행사하고 있다. 그리고 5년마다 새로운 가이드라인을 만들어서 국민을 현혹시키고 과학을 배신하는 행위를 계속하고 있는 것이다. 오래전 1991년에 유제품과 고기가 그리 중요하지 않은 것으로 표시된 음식피라미드 그래프를 발표했다가, 로비단체들의 항의에 밀려 수정했던 사건이 있었다. 미농무부는 동물성 단백질의 소비를 더욱 강조한 새로운 음식피라미드가 더 옳다고 로비단체의 손을 들어주었다.

그 이후로도 많이 달라진 것은 없다. 여기에 미농무부 '음식가이드라인 위원회'에게 보낸 나의 항의 편지 중 일부를 공개한다.

1. **미농무부 추천내용** : '하루에 통곡물 85g 이상을 섭취할 것. 나머지는 통곡물을 원료로 해서 만들어진 제품을 섭취할 것. 최소한 1/2 이상은 통곡물이어야 함'

   나의 지적사항 : 이 말을 다르게 보면, 곡물섭취의 1/2을 정제된 공장음식에서 섭취해도 된다는 말인데, 정제된 곡물은 미네랄과 같은 각종 영양분이 사라지고 식이섬유도 파괴됩니다. 결국 혈액내의 중성지방수치를 올려서 관상동맥질환의 위험성을 높여줍니다.

2. **미농무부 추천내용** : '하루에 3컵 분량의 무지방우유나 저지방우유, 또는 유사한 분량의 유제품을 매일 섭취할 것'

나의 지적사항 : 저지방우유에도 상당히 많은 포화지방이 포함되어 있어서 동맥혈관을 막히게 할 수 있습니다. 또한 미국인 중 5천만 명이 우유를 소화하지 못하는 유당불내증Lactose Intolerant으로 판명되었습니다. 이들에게는 저지방우유도 배탈의 원인이 됩니다. 또한 우유는 전립선암의 원인으로 밝혀졌는데, 카제인이라는 우유의 주요 단백질 성분은 동물실험에서도 각종 암을 일으키는 것으로 밝혀졌습니다.[5]

3. **미농무부 추천내용** : '포화지방 섭취를 전체 칼로리 중에서 10% 이하로 줄이고 콜레스테롤도 하루 300mg 이하로 섭취하라. 또한 트랜스 지방산의 섭취를 가능하면 줄여라'

나의 지적사항 : 위의 내용은 우스꽝스럽기도 하고 실천하기 힘든 사항입니다. 이 세상의 어떤 과학자, 영양학자, 의사, 또는 각종 전문가들도 그들이 섭취하는 칼로리 중에서 포화지방이 얼마나 있는지 계산할 수 없습니다. 또한 그들이 몇mg의 콜레스테롤과 트랜스지방을 섭취하는지 계산하는 것은 거의 불가능에 가깝습니다. 뿐만 아니라, 수치를 계산해낸 과학자들도 실천할 수 없는 일을 일반인에게 실천하라고 하는 것은 참으로 불가능한 일입니다. 다음과 같이 하면 아주 간단하고 손쉬운 일이 됩니다. "콜레스테롤과 포화지방이 잔뜩 들어 있는 동물성식품을 피하세요. 또한 경화유

Hydrogenated가 조금이라도 들어가 있다고 포장지에 써있다면 구입하지 마세요. 경화유에는 몸에 아주 나쁜 트랜스지방이 들어있습니다."

4. **미농무부 추천내용** : '섭취한 지방이 전체 칼로리 중에서 20~35% 범위에 있도록 하되, 주로 고도불포화지방Polyunsaturated과 단일불포화지방Monounsaturated으로 섭취하라. 생선과 견과류, 식물성 기름이 좋다.

나의 지적사항 : 이 부분은 아주 중요합니다. 위원회는 동맥경화를 절대로 없앨 수 없는 지방섭취 수치를 제안했습니다. 이 수치는 병을 발생시키는 위험한 수치입니다. 우리는 이것을 증명할 수 있는 많은 자료를 제시할 수 있습니다. (10장에서 나는 단일불포화지방의 부정적인 면에 대해서 설명할 것이다. 생선을 음식으로 먹는 것은 아주 위험하다. PCB(폴리염화비페닐)나 수은과 같은 독성물질이 있어서, 특히 임산부는 삼가야 할 음식이다. 특히 양식업이 발달함에 따라 바다가 심하게 오염되어 있어서 새로운 위험에 노출되어 있다. 양식업은 반드시 항생제를 사용해야 물고기를 대량으로 사육해서 이익을 낼 수밖에 없는 사업이다. 양심이 있는 어떤 학자도 양식업으로 기른 생선을 권하지는 않을 것이다. 생선에서 발견되는 오메가3 지방산은 분명 의미가 있다. 그러나 생선에는 오메가3 지방산뿐만 아니라 많은 중금속이 들어 있다. 따라서 나는 더 안전하고 깨끗한 지방산을 추천한다. 8장에서 자세히 다루겠다)

5. **미농무부 추천내용** : '각종 고기나 견과류, 그리고 우유 및 유제품을 고를 때는 반드시 기름기가 적거나, 저지방 또는 무지방을 우선으로 하라'

나의 지적사항 : 이 내용에는 상당히 문제가 많습니다. 과학에 대한 상식이 별로 없는 대부분의 사람들에게 혼동을 줄 수 있으며 오해의 소지를 불러일으킬 수밖에 없습니다. 이 세상 어디에도 지방이 없는 육류는 존재하지 않습니다. 어떤 육류가 다른 육류에 비해 지방이 덜 있을 수는 있습니다. 당연히 그런 육류에는 독성도 적습니다. 닭고기나 오리고기도 마찬가지입니다. 대량으로 사육된 닭고기와 오리고기는 박테리아에 감염되기 아주 쉬워서, 가금류 검사관들은 가금류를 거의 섭취하지 않습니다. 이런 상황을 너무 잘 알고 있기 때문이죠. 또한 전문가들은 이런 고기를 진열대에 놓거나 냉장고에 넣어서 다른 음식들까지 감염되는 일이 없도록 권고합니다. 또한 우유와 유제품은 심장병, 중풍, 고혈압, 당뇨, 골다공증, 전립선암을 발생시키는 위험물질입니다. 특히 상표에 적힌 내용은 오해를 불러일으키기 쉽습니다. '2% 저지방 우유'는 전체 칼로리 중 지방이 2%인 것 같은 인상을 주어서 일반우유(칼로리 중 지방이 55%)에 비해 지방이 무척 작은 것 같지만, 실제 '2% 저지방 우유'는 지방에서 나온 칼로리가 35%입니다. 또한 '1%'라고 쓰인 것은 지방에서 나온 칼로리가 21%입니다. 일반우유보다는 저지방이긴 하지만 그렇다고 해서 확연하게 줄인 우유가 아니라는 말입니다.

생각해보라. 미국정부와 그 부속기관들이 제안하고 적극 추천한 대로 따른다면 얼마나 많은 미국인들의 건강에 문제가 생기는지 불을 보듯이 확연한 일이다. 국제적으로도 지탄받아야 할 일이고 인간에 대한 기만이며 재앙이 될 것이다. 미합중국의 농무부가 책임을 지고 공표한 이 가이드라인이라는 것이, 마치 우리의 평화로운 가정에 시카고의 전설적인 갱단두목 알카포네^{Al Capone}를 초청한 것과 다를 것이 무엇이란 말인가. 굳이 다른 점을 말하자면 알카포네는 한 번에 기관총을 난사한다는 것이고, 미농무부의 가이드라인은 시간을 두고 서서히 사랑하는 가족을 한명씩(누가 데려갔는지도 모르게) 세상에서 사라지게 한다는 것일 뿐이다. 앞에서 말한 아브라함 브리크너의 집안(어머니는 62세, 형은 55세 이후에, 사촌동생은 42세에 과다 지방섭취로 숨진)을 상기해보면 알 수 있지 않은가 말이다.

정부기관 뿐만이 아니다. 그러나 내가 속한 의료계도 이 주제에 대해선 애매한 태도를 취하고 있다. 의료계도 환자들이 건강해지기를 진심으로 바라지 않았을 수도 있다고 나는 생각한다. 그러나 의료계도 최근 들어 유제품, 각종기름, 동물성 지방이 건강에 좋지 않다고 말하고 있긴 하다. 수많은 과학자들이 해마다 독성 가득한 서구식 음식습관이 혈관질환 및 암과 같은 각종 질병의 직접적인 원인이라는 사실을 계속해서 발표하고 있기 때문이다.

그러나 국가기관 및 의료계는 그것이 직접적인 원인이므로 식습관을 근본적으로 바꾸라고 말하지는 않는다. 그 대신 이런 식으로 말하고 있다. "가능하면 육류나 유제품에 많이 함유된 지방을 줄이세요. 지방이 없는 붉은 살코기 위주로 드십시오. 닭의 껍질은 지방이 너무 많으니 벗겨내시는 것이 좋구요." 그들은 아주 친절한 말투로 애매모호하게 말한다. 지방섭취를 당장 멈추라는 말을 하는 의사나 정부기관은 어디에서도 찾아볼 수가 없다.

그러나 그들도 이점만은 부인하지 않는다. 관상동맥질환은 콜레스테롤 수치 150mg/dL 이하로 계속해서 유지하는 사람에게는 절대로 발견되지 않는다는 엄연한 사실을 말이다. 그들은 또한 섭취한 칼로리 중에서 지방이 차지하는 비율을 10% 이하로 유지하면(자연상태의 식물성 식품만 먹으면 저절로 지방을 10% 이하 섭취하게 된다는 사실을 다시 한 번 강조한다) 콜레스테롤 수치가 점점 떨어진다는 사실도 인정한다. 또한 고기와 유제품과 각종 기름을 먹으면서 지방섭취 10% 이하를 계속 유지하는 것이 불가능하다는 것도 인정한다.

모든 사람들에게 이러한 사실을 알리는 대신에, 혈중 콜레스테롤의 완벽하고 안전한 수치를 공표하는 대신에, 어떻게 하면 건강을 되찾을 수 있는지를 알려주는 대신에, 음식습관을 완전히 바꿀 수 없는 애매모호한 말을 함으로써, 굳은 결심을 할 수도 있는 그들에게 심리적인 안정감과 함께 좌절감과 무력감까지 선물하고 있는 것이다.

이것은 완전히 잘못되었다. 우리는 그들에게 무엇이 살을 빼고 건강을 회복할 수 있는 일인지 솔직하게 말해야 한다. 말하는 사람의 의견이 옳다고 생각하고 진정성이 통하면 그 뜻에 따르는 것이 인간이다. 우리는 과학자로서 그들에게 최소한의 선택권은 주어야 하는 것이다. 최소한 거짓말은 하지말아야 한다는 말이다. 최종 판단을 그들 스스로 내려서 실천에 옮길 수 있도록 진실을 알려야 한다는 것이다.

1991년에 나는 미국내 유명인사들을 대상으로 세미나를 개최했다. 심장의학, 영양학, 병리학, 소아의학, 전염병학, 공공의료 부분에서 최고의 전문가들을 초빙한 세미나였다. '전미 제1회 관상동맥질환 치료를 위한 회의'The First National Conference on Lipids in the Elimination and Prevention of Coronary Artery Disease라는 조금 거창한 이름의 세미나였다. 아리조나주의 투손에서 열린 세미나에서 우리는 건강을 위한 최상의 음식습관, 그 중에서도 최소한 관상동맥질환을 지구상에서 완전히 사라지게 할 음식습관이 무엇인지에 대해서 열띤 토론을 벌였다. 나는 참석자들에게, 만일 환자들이 다음과 같은 질문을 하면 어떻게 대답할 거냐고 물었다. "무엇이든 하겠어요. 내가 심장병에만 걸리지 않는다면요." 또는 "심장마비에 걸렸어요. 다시는 걸리지 않게 하려면 어떻게 해야 하나요?"

참석자 중 한명이 이렇게 대답했다. "그 환자에게 콩을 먹도록 하겠습니다. 오늘도 콩, 내일도 콩을 먹어야 한다고 설득하겠습니다." 또 다른 참석자 콜린 캠벨 박사가 대답했다. 그는 코넬대학교의 교수이자 〈무엇을 먹을 것인가〉의 저자로서 이 분야에서 세계적으로 명망이 높으신 분이었다. 그는 분명하고도 단호한 어조로 다른 참석자들의 심정을 이렇게 대변했다.

"만일 이 세미나에서 밝혀진 숫자와 증거들이 맞다면, 우리는 이렇게 먹어야만 더 안전하고 건강해진다고 말하는 것을 망설여서는 안

됩니다. 우리가 진정한 과학자라면, 우리의 환자들이 준비되지 않았다고 해서 옳은 정보를 미뤄야겠다는 자세를 가져서는 안 된다는 말입니다. 우리는 지금 당장 그들에게 진실을 말해야 하며, 그들이 선택할 수 있도록 결정권을 주어야 합니다. 우리는 우리가 옳다고 생각하는 가이드라인을 사람들에게 강요할 수는 없습니다. 그러나 옳은 가이드라인을 주어서 그들이 선택할 수 있도록 해야 한다는 것만은 분명한 사실입니다. 나는 개인적으로 모든 인간을 신뢰합니다. 우리는 하루 빨리 뿌리식물, 줄기식물, 씨앗류, 과일, 그리고 잎사귀들이 가장 건강한 음식이기 때문에 우리 모두의 이름으로 추천하고 승인한다는 것을 널리 공표해야 합니다."[6]

세미나가 끝난 후에 나는 참석한 과학자 13명 중에서 10명의 서명을 받아 요약내용을 준비했다. 아래에 공개하는 4개의 짧은 문장들은 우리 과학자들의 강력한 입장을 대변한다. 또한 미국연방정부나 정부의 건강관련 단체들이 제시하는 것에 비해서 훨씬 더 실제적이고 유용한 본보기라고 생각하는데 그 내용은 다음과 같다.

"현재의 미국연방정부와 건강관련 단체들이 제시한 가이드라인은 혈관질환을 치료하거나 예방하는 최적의 기준점을 제시하지 못한다. 오히려 이 가이드라인은 질병의 발생률을 높일 뿐이다."

"동맥경화를 줄이는 가장 효과적인 음식습관은, 통곡물과 뿌리식물과 채소와 과일 등을 주로 하는 식물식으로서, 이렇게만 해도 지방함량은 10~15%를 충족시킨다. 이러한 음식습관은 유방 및 전립선, 그리고 결장이나 자궁에 종양이 자라는 것을 방지할 수 있다. 비타민과 미네랄이 알맞게 함유되어 있기만 하면, 이러한 음식습관이 부정적인 결과를 가져온다는 보고서는 어디에서도 찾을 수 없다."

"어린이와 청소년들에게는 초기의 음식습관 및 영양이 매우 중요하다는 점에 주의를 기울여야 한다. 이를 위해서 모든 학교는 아주 중요한 리더십을 발휘해야 한다."

"공공이익을 위해 어떤 기준점을 설정할 때, 막연한 추정치를 내놓음으로서 추천의 정확성을 떨어트려서는 절대 안 된다."[7]

식물식으로 바꾸면 살이 저절로 빠지고 병이 낫는다고 말하면, 많은 사람들이 '미각의 변화'에 어떻게 대처해야 되느냐고 질문을 한다. 쉽게 말해서 '맛이 없어서 어떻게 먹느냐'라는 것이다. 그러나 우리에게는 이를 위한 조력자들이 있다. 바로 전 세계에서 활동하고 있는 전문 요리사들이다. 그들은 대형호텔, 레스토랑, 클럽, 그리고 대형 연회장에서 만날 수 있다. 그들은 음식맛과 향과 메뉴의 다양성 등에 대해 모든 책임을 지고 있다. 이들은 재료가 무엇으로 만들어졌든 간에 그 음식의 참맛을 판단할 수 있는 장인들이다.

몇 년 전에 나는 건강관련단체의 점심회의에 초대받아서 심장병을 예방하고 치료하는 방법에 대해서 연설을 한 적이 있다. 콜로라도주 스프링스Springs라는 도시에 있는 브로드무어 호텔The Broadmoor Hotel에서 열렸다. 나는 그 모임을 주최했던 건강보험기관 HMOHealth Maintenance Organization의 허락을 받아서, 레시피를 내가 직접 만들어

주방장에게 주고 점심식사를 책임지고 관리해 보았다. 내가 강연을 끝내자 참석자 중 한 명이, 지방 10% 이하를 실천할 수 있는 사람은 아무도 없다고 반박했다. 그래서 내가 이렇게 물었다.

"점심식사는 어땠습니까?"

"아주 맛있었습니다." 그가 대답했다.

"당신이 지금 맛있다고 말한 그 점심식사는 지방 10% 이하로 요리된 음식입니다. 내가 주최측의 허락을 받고 주방장에게 부탁했죠."

내가 만든 음식이 아니라 주방장이 만든 음식임을 강조했다. 불행하게도 이것은 아주 특별한 경우에 속한다. 10년 전 나는 미국 최고의 요리학교인 CIA^{The Culinary Institute of America}에서 강사로 초대되어 연설을 한 적이 있다. 내가 학교에 도착하자 책임자는 '박사님의 강의에 견습요리사들을 참석시키지 않겠다는 결정을 내렸다'고 말했다. 그 동안 배워온 내용이 연설의 주제와 달라서 혼동을 줄 수 있기 때문이라는 것이다. 나는 어쩔 수 없이 소수의 전문요리사를 상대로 연설할 수밖에 없었다. 몇 년이 지나서 나는 또 다시 테네시주 내슈빌^{Nashville}에 가서 연설을 했는데, 국가기관 주요 주방장들의 연례모임이었다. 나는 20여명의 주방장들을 대상으로 브레이크아웃세션 Breakout Session(전체적으로 강의를 들은 후 다시 모여 소규모로 토의하는 방식: 옮긴이)을 주재했는데, 그들 모두가 관상동맥질환으로 병원치료를 받은 적이 있다고 솔직히 고백했다. 그들이 요리한 음식에 의해 그들이 병이 걸린 것이다.

소문이 널리 퍼진다는 사실이 때론 좋을 때가 있다. 서구인들 중에서 특히 미국인들은 건강에 대한 관심이 점점 증가하고 있다. 내가 30여 년 전 실험을 시작할 때부터 많은 전문가들이 점차 음식이 건강에 절대적인 역할을 한다는 것을 알기 시작했다. 음식을 조절하면 콜레스테롤 수치를 안전하게 유지할 수 있고 인간을 죽음으로 몰아가는 관상동맥질환도 예방할 수 있다는 사실을 알기 시작했다는 말이다.

그러나 이제는 일반인들도 이 사실을 모두 알게 되었다. 아브라함 브리크너Abraham Brickner는 처음 바이패스시술을 받은 지 몇 년 후에, 수술 받은 환자들로 구성된 스터디모임에 가입했다. "공부를 시작하면서 내게 무슨 일이 일어났었는지 깨닫게 되었어요. 바이패스시술을 받은 환자 중에서 50%가 또 다시 시술을 받는다는 사실을 알았다면, 다른 방법이 있는지 알아봤을 거예요." 그는 또다시 혈관조영술을 받았고 그의 나이 65세에 다시 2번째 바이패스시술을 받았다. 그러나 지금은 생각이 완전히 바뀌었다. "만일 내가 지금 알고 있는 것을 그때 알았더라면, 처음부터 바이패스같은 것은 하지 않았을 거예요. 두 번째 시술을 하고 나서 이래선 안 되겠다는 직감이 왔습니다. 미리 예방하지 않으면 계속될 것이라는 예감이죠. 그래서 에셀스틴 박사를 찾아온 것입니다."

평생 동안 즐겨온 지방이 가득한 음식에서 벗어나는 방으로 들어가는 입구에서 그는 겨우 손잡이를 잡은 것이다. 브리크너는 프로그램에 가입한 이후 지금까지 꾸준히 식물식을 실천해오고 있다. 그의 콜레스테롤 수치는 235mg/dL에서 123으로 떨어졌으며 지금까지 그 수준을 유지하고 있다. 그는 벌써 80이 훌쩍 넘었다. 그는 100살까지는 충분히 살 수 있을 거라고 웃으며 말한다. "결심을 해서 실천하는 사람은 본인이죠. 의사는 나의 건강에 대해 아무런 책임을 지지 않습니다. 누구를 탓할 일이 아니라는 뜻입니다. 내가 하기에 달렸습니다. 누구도 아닌 나 자신 말입니다."

Prevent
and
Reverse Heart Disease

8장

살 안찌고
병 안 걸리는 방법은
너무도 간단하다

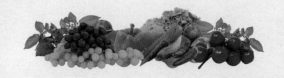

• • •

콜레스테롤 저하제를 다량 복용하면 콜레스테롤 수치는 쉽게 150mg/dL 밑으로 내려간다. 그러나 그렇게 다량으로 복용하면 결코 음식습관을 바꿀 수도 없고, 한 달 안에 사망하는 경우도 각종 연구에서 발견되므로 주의하길 바란다.

Prevent
and
Reverse Heart Disease

나는 이 책의 여러 장 중에서 한 가지만 선택하라고 한다면 바로 이 장을 선택할 것이다. 우리는 누구든지 살을 뺄 수 있고 질병을 스스로 치료할 수 있다. 뿐만 아니라 평생 심장병을 비롯한 어떠한 질병도 미리 예방할 수 있다. 이번 장은 이 책의 가장 중요한 장이므로 집중해주시기 바란다. 특히 지나친 비만으로 인해 혈관질환이나 심장병으로 고생하고 있거나, 앞으로 절대 살이 찌고 싶지 않은 사람이라면 더 중요하다. 핵심 내용이 있기 때문이다.

인간은 살은 왜 찌는지 생각해보자. 인간이 섭취한 음식에 독성물질(동물성 음식과 공장음식에 함유되어 있는)이 있으면 간에서 일차로 걸러진다. 걸러지지 못한 독성물질은 신장으로 보내 여과시스템을 통해 제거한다. 신장뿐만 아니라 땀, 오줌, 대변, 호흡 등으로도 배출

된다.

　배출하지 못한 독소(노폐물)는 체내에 그대로 남을 수밖에 없다. 당신이 하루에 처리할 수 있는 독소가 10개인데 매일 15개씩 들어온다면, 처리하지 못한 독소는 어디로 가겠는가 말이다. 이제 인간의 몸은 위험해졌다. 바로 이때 우리의 현명한 몸은 살기 위해서 비교적 안전한 장소에 노폐물을 저장한다. 그 장소는 어디일까? 그렇다. 바로 지방세포다. 살이 찌는 것도 다른 관점에서 보면 인간이 죽지 않고 살아내기 위한 안간힘의 자생노력이라는 뜻이다. 과다한 독소가 혈액에 침투하면 목숨이 위험해진다. 그래서 일단 지방이라는 안전한 장소에 저장하는데 독소가 계속 늘어나면 우리 몸은 지방과 수분을 늘려서라도 독소를 저장하려고 안간힘을 쓴다. 한마디로 '살이 찌는 것이 아니라 몸이 붓는 것'이라는 말이 더 정확하다. 살기 위해서 몸을 불린다는 말이다. 당신이 아무리 적은 양의 음식을 먹더라도, 독소 가득한 음식만을 먹는다면 살이 찌게 되어 있다. 그래서 '물만 먹어도 살이 찐다'는 말이 나온 것이다.

　지방은 또한 수분과 친화력이 있어서 수분도 불러 모아서 독소를 저장한다. 그러니까 살을 찌우고 수분을 불러 모아 지방 속에 독소를 품는 셈이 된다. 그래서 살이 찌는 것이다. 체중이 늘어나지 않을 수가 없다. 살이 찌는 대부분의 사람들은 독소를 많이 품은 음식, 즉 동물성 음식과 공장음식을 좋아한다. 우리 인간은 700만년 동안 이런 독극물들을 대량으로 먹을 수 있도록 진화하지 않았다. 이 대량의 독극물들을 먹고 완전히 배출할 수 있을 정도로 진화하지 않았다.

얼마 전 센세이셔널한 뉴스를 읽었다. 미 중부지방에 독수리 수십 마리가 집단으로 죽는 사건이 발생했다. 과학자들이 달려갔다. 그들의 시체를 분석한 결과 죽은 독수리들은 모두 죽은 늑대를 먹은 것으로 밝혀졌는데, 그 죽은 늑대들은 농장에서 사육하는 소의 시체를 먹은 것 또한 밝혀냈다. 육식동물인 늑대들이 소를 먹었는데 왜 죽었을까? 알아 맞혀보시라.

그렇다. 그 소가 바로 과도하게 농약이 침투된 풀을 먹고 병으로 쓰러진 소였기 때문이다. 농약이 많이 묻은 풀을 먹은 소였고, 항생제 뒤범벅인 사료를 먹은 소였기 때문이었다. 과학자들이 모두 밝혀냈다. 야생의 늑대와 독수리들이 한 번도 접해보지 못한 독성물질을 먹었으니 그것이 사망의 원인이었다는 것은 전혀 이상할 것도 아니다. 늑대와 독수리가 야생의 소를 먹었다면 절대 일어날 수 없는 일이다.

여기에서 잠깐 환경의 피해를 낱낱이 고발하기로 유명한 제레미 리프킨Jeremy Rifkin이 쓴 〈육식의 종말〉Beyond Beef의 한 대목을 살펴보자.

"일부 사육장에서는 비용을 줄이기 위해 시험적으로 마분지, 신문, 톱밥을 사료에 첨가하는 프로그램을 진행하고 있다. 몇몇 공장형 농장에서는 닭장이나 돼지우리에서 분뇨를 수집하여 그것을 육우 사료에 직접 섞기도 한다. 미농무부에 따르면 미래에는 시멘트 가루도 사료첨가제가 될 가능성이 농후하다. 정상적인 사료를 먹이는 경우보다 그

외의 사료를 먹이면 30%정도 더 빨리 체중이 불어나기 때문이다. 미식품의약청 관리자들은 몇몇 비육장에서 비용을 줄이고 동물들의 체중을 좀 더 빨리 불리기 위해 사료에 산업 오수와 기름을 첨가하는 것이 이제는 공공연한 사실이라고 설명했다."

무어라 쓰여 있는가? 정상적인 사료를 먹이면 살이 안찌기 때문에 산업오수와 기름을 첨가하면 30%나 더 빨리 체중이 불어난다고 쓰여 있지 않은가? 소에게 그런 독성물질을 먹이면 살이 찌는 이유는 무얼까? 그렇다. 독성물질을 지방과 수분 속에 품어서라도 살기 위해 살을 찌우는 것이다. 소도 살기 위해 몸을 붓게 만드는 것이다. 죽지 않기 위한 소의 자기처방인 것이다. 인간도 살찐 소와 똑같이 살기 위해 살을 찌운다는 것을 여러분도 이해하기를 바란다.

마트에 그 소의 시체들이 있다. 자기를 신선해보이도록 해주는 약품으로 목욕재개하고 지금 정육점에 앉아 있는 것이다. 그 소들의 젖을 짜서 표백을 하고 약품처리를 한 우유와 치즈가 마트에 앉아 당신에게 손짓하고 있다는 말이다. 살이 안찔 수가 없다.

그렇다면 살이 빠지는 방법은? 그렇다. 독성물질을 몸에서 몰아내기만 하면 되는 것이다. 다시는 독성물질이 몸에 들어오지 못하게 하는 음식을 먹으면서 살기만 하면 평생 살이 안 찐다는 말이다. 그렇다면 무엇이 독성물질을 몰아낸다는 말인가? 이제까지 내가 계속 주장해온 식물식을 실천하면 되는 것이다. 신선한 채소와 과일에는 '산화질소'라는 물질이 아주 많은데 이것이 독소를 배출하는 천연약품이라는 말이다. 또한 각종 통곡물에는 섬유질이 많은데 이것이 몸속의 기름때를 몰아내주는 청소부라는 말이다.

인간은 왜 육식동물이 아닌가? 나는 식물식프로그램을 실천하면서 진화론에 대한 책들과 건강과 의학서적을 참 많이 읽었고 채식의 사들과도 많은 토론을 했다. 내가 내린 결론은 인간이 침팬지에서 갈려나와 식물식을 하면서 진화했고 식물식을 하도록 몸이 구성되어 있다는 것이었다. 침팬지는 인간과 유전자가 96.4%가 일치한다. 침팬지는 거의 대부분을 과일과 나뭇잎을 먹으면서 산다는 것은 우리가 익히 아는 사실이다. 침팬지나 우리 인간이 육식동물로 진화했다면 우리에게는 악어나 사자처럼 고기를 뜯어 먹기 좋게 송곳니가 발달했을 것이다.

인간의 치아구조는 과일을 베어 먹기 좋게 앞니와 송곳니가 나 있고, 과일과 채소와 곡물을 갈아 먹도록 어금니가 발달되어 있다. 만약에 인간이 육식동물이라면 사자나 호랑이나 개나 고양이나 악어처럼 아주 날카로운 송곳니가 발달되어 있을 것이다. 인간의 내장구조는 과일과 채소와 곡물을 소화시키기 쉽게 장의 길이가 10m 정도 길게 발달되어 있다. 만약에 인간이 육식동물이라면 동물성 음식이 부패하는 것을 막기 위해서 사자나 호랑이처럼 장이 짧게 발달되어 있을 것이다. 인간의 손은 또 어떠한가? 사자나 하이에나처럼 얼룩말과 소를 잡아먹기 위해서 날카로운 발톱을 갖추었는가? 우리의 손은 겨우 과일을 따 먹거나 채소를 채집하거나 뿌리식물을 뽑아 먹을 수 있을 정도일 뿐이다. 그렇게 700만년 진화해온 것이다.

인간의 후각은 또 어떠한가. 야생의 세계에서 사자는 2km 밖에 있는 들소의 냄새를 맡아낸다. 하이에나는 죽은 시체의 냄새와 피 냄새를 반대편 산에서도 맡아낸다. 당신의 집에서 키우는 개도 멀리서 달려오는 당신의 발자국 소리와 냄새를 정확하게 알아차린다. 그렇다면 우리 인간은 어떨까? 불로 굽거나 양념하지 않은, 야생 그대로의 고기냄새를 우리 인간은 맡아내지 못한다. 그러나 우리의 후각은 야생 그대로의 사과, 포도, 복숭아의 향기는 사자보다 하이에나보다 더 잘 맡아낸다는 말이다. 만일 당신이 3박 4일 동안 아무것도 먹지 않은 상태에서 밀림을 헤맨다고 가정해보자. 배고파서 죽기 일보직전에 눈앞에 야생상태의 살아있는 사슴 한 마리와 사과 한 바구니가 나타났다. 당신은 무엇을 향해 달려갈 것인가. 사슴의 목에 날카로운 송곳니를 꽂을 것인가, 향기로운 사과에 부드럽게 손이 닿을 것인가 상상해보라.

더 이상 인간이 육식동물이 아니라는 점을 어떻게 증명할 수 있다는 말인가? 호모 사피엔스보다 먼저 출발한 호모 에렉투스는 육식동물로 밝혀졌다. 그들의 뼈를 분석한 과학자들은 30세 이상을 산 호모 에렉투스의 뼈를 발견해내지 못했다. 그러나 식물식인간인 우리의 진짜 조상 호모 사피엔스는 20만 년 이상 식물식을 해옴으로서 현재의 긴 수명과 건강을 유지해오고 있다. 그러나 1만 년 전 우리 인간은 각종 동물을 인위적으로 사육함으로서 과다한 육식생활을 하게 된다. 거기에다 비교적 최근(700만년 진화의 역사에 비해)의 산업혁명 이후 우리 인간은 각종 공장음식을 섭취함으로서 비만과 질병에 시달리기 시작했다. 그러니까 과도한 동물성 음식과 공장음식은, 700만년 인간의 진화역사에 비하면 너무도 낯선 음식이라는 말이다. 우리는 소고기와 돼지고기, 그리고 베이컨과 깡통음식을 아침 저녁으로 먹어도 건강에 아무런 문제가 되지 않도록 진화해오지 않았다는 말이다.

내가 '18인의 나사로'를 무덤 속에서 불러내는 프로그램을 진행하면서 깨달은 것이 있다. 첫 한 끼가 중요하다는 것이다. 첫 한 끼를 완전히 식물식으로 실행시킬 수 있다면 반 이상 성공한 셈이라는 교훈이다. 한 끼를 먹어보니 나쁘지 않았고, 하루를 지내보니 괜찮았다면 성공하기가 쉽다. 그렇게 1주일만 지내면 1달은 금방 지나가기 때문이다. 1주일만 실천해도 몸의 변화를 느낄 수 있다. 그렇게 해서 한 달을 무사히 지나가게 되면 당신은 '빼도 박도 못하는' 식물식의 신도가 될 수 있는 것이다.

식물식의 신도에게는 헌금을 요구하지도 않고 십일조도 요구하지 않는다. 당신이 신도가 되기만 하면 한 달 만에 최소한 5~10kg을 감량할 수 있고, 매일 억지로 먹어야 했던 한 주먹의 다이어트 약과 고혈압약을 쓰레기통에 버릴 수 있게 될 뿐이다. 나와 함께 프로그램에 참여했던 '18인의 나사로'가 그 증거다. 나는 최고의 종교형태를 '부뚜막에 올려놓은 찬물 한 사발'이라고 생각해왔다. 자식이 잘되기를 바라는 어머니의 마음 말이다. 거기에는 돈이나 비즈니스가 관여되지 않는다. 일요일마다 교회에 나와서 찬송하라고 강요하지도 않고 십일조를 해야만 천국의 문이 열린다고 억압하지 않는다. 다만 당신이 '잘되기를 바라는 마음' 즉, 부뚜막에 올려놓은 찬물 한 사발과 같은 마음뿐이다.

나는 이 책을 읽고 있는 당신에게 이 책을 읽게 함으로써 많은 돈을 벌지 못한다. 오히려 많은 시간을 무보수로 할애해야 할 때도 많다. 그럼에도 불구하고 내가 여기에 매달리는 이유는 '인생의 참가치'가 있는 일이기 때문이다. 나는 미국에서 가장 돈을 많이 버는 외과의사 중 한명이었다. 그러나 내가 몇 십 년에 걸쳐 연구한 결과 약과 수술로는 비만과 질병을 치료할 수 없다는 결론을 내렸다. 나는 신념에 따라 돈과 명예를 버리고 '채식의사'의 길로 늦은 나이에 방향을 선회하였다.

내가 만약에 '이렇게 하면 살이 빠질 수도 있을 것'이라고 주장하는 시중의 상업용 다이어트 판매자이거나 '이렇게 하면 심장병이 나을 수 있을 것'이라고 주장하는 시중의 의사였다면 이런 책을 내지 않았을 것이다. 내가 주장하는 식물식이라는 것도 어찌 보면 새로운 것이 아니라 원래 우리 인간(호모 사피엔스)이 먹던 대로 먹자는 주장에 불과하다. 초원을 뛰노는 말이 풀만 먹고 진화했듯이 말이다. 날카로운 송곳니를 가진 사자가 얼룩말과 사슴을 먹고 진화했듯이 말이다. 초원의 얼룩말 중에서 비쩍 마른 말이 있었던가? 살이 너무 쪄서 달리지 못하는 과체중의 말이 있었던가? 초원을 호령하는 사자 중에서 너무 살이 쪄서 침대에서 도저히 일어나지 못하는 사자가 있었던가?

그러나 당신에게도 기회가 있다. 당신이 불과 1주일만 식물식을 해보면 '우리 인간이 식물식동물'이라는 사실을 깨닫게 될 것이다. 사과의 향기를 느끼게 되고 양배추의 아삭아삭한 촉감을 즐기게 되고 찐 감자와 현미밥의 달콤함에 빠져들 것이다. 우리 인간의 조상들이 먹던 그 음식에서 말이다. 그렇게 되면 당신은 1주일, 1달을 통과할 수 있고 마침내 배불리 먹으면서도 평생 살찌지 않은 날씬한 몸매와 투명한 피부를 가지면서 살게 될 것이다. 심장병이니 고혈압이니 당뇨라는 말 또한 평생 입에 올리지 않으면서 말이다.

'형식이 내용을 지배한다'는 말이 있다. 18세기의 지성인 칸트가 한 말이다. 당신이 식물식이라는 형식을 채택하는 순간 '육체의 정화 작용' 뿐만 아니라, '영혼의 정화'라는 내용 또한 바뀌게 될 것이다. 음식을 통해 맑은 몸과 영혼을 갖게 되었고 심장병을 완치한 18명의 뚱보(지금은 날씬해진) 친구들이 그 증거다.

다시 심장병으로 돌아가 보자. 앞에서 이미 배운 것처럼, 이 치명적인 질병에 대한 나의 태도는 조금 과격하기도 하지만 일관성을 가지고 있다. 그럴 것이라거나, 그럴 수도 있다는 추측은 한 번도 해보지 않았다. 나는 '반드시' 이렇게 된다고 말해왔고 앞으로도 그럴 것이다. 이 모든 일관성은 12년에 걸친 나의 실험과 30여년 가깝게 다양한 환자들과 공동으로 작업해서 확인한 사실이기 때문이다. 이러한 나의 성공이 의학계와 각종 언론 매체의 시선을 집중시켰던 것도 사실이다. 클리브랜드 클리닉의 의사였던 루퍼트 턴불Rupert Turnbull은 이렇게 말했다. "진실이라고 주장했던 것들이 나중에 폐기되었을 때, 적절하지 못한 방법을 사용해서 만든 진실이라면 용서받을 수 없다."

그가 말한 적절하지 못한 방법이란 무엇일까? 그렇다. 상업자본주의적인 방법, 바로 돈을 벌기 위한 방법이 아니고 무엇이란 말인가?

나는 다시 한 번 이 말을 강조하고 싶다. 혈중 콜레스테롤 수치 150mg/dL 이하(식물식단을 엄격하게 유지하고 꼭 필요한 경우에만 콜레스테롤 저하제를 사용해서)를 유지했을 경우, 혈관질환 및 심장병에 걸리는 사람은 단 한 명도 없다. 어느 누구든지 질병이 완전히 치료되었다는 의학적인 증거를 눈으로 직접 보고 확인할 수 있다.

지구상에 반 이상의 사람들은 심장병이 무엇인지 모르며 살고 있다. 우리 인간은 원래 콜레스테롤 때문에 심장병에 걸리는 동물이 아니다. 일본 오키나와 사람들, 중국의 오지마을 사람들, 멕시코의 타라후마라 인디언, 뉴기니의 파푸아 고산족들에게는 혈관질환이 거의 없다. 그들은 거의 식물식중심의 식사를 하기 때문에 '심장병'이라는 말도 모르고 산다. 나는 오랜 실험을 통해서, 수천 명의 환자들을 진료한 경험을 통해서, 당신도 그들처럼 심장병을 완전히 몰아낼 수 있다고 확신한다.

나는 환자들과 처음으로 상담할 때마다 이런 약속들을 꼭 지켜달라고 신신당부한다. 첫 번째 당부는 이것이다. 환자나 환자가족 모두 흔히 쓰는 말투나, 사고방식이나, 기존에 가지고 있던 통념 중에서 '어쩌다 한 번인데 뭐가 어때?'라는 생각을 완전히 지워버리라는 것이다. 만일 이 프로그램 뒤에 숨어있는 과학적인 설명 중에서 한 가지만 기억해야 한다면 바로 이것이다. 맛있는 음식에 숨어있는 아주 작은 것들(지방, 유제품, 기름, 동물성 단백질)만으로도 당신은 쉽게 질병에 걸릴 수 있다는 것이다. 이렇게 생각해보라. 전반적으로 채소와 과일과 통곡물로 식사를 하고 있지만, 사람들과 어울리다 보니 일주일에 2~3번 정도 고기를 먹는다면, 당신은 일 년에 150일 정도를 기름진 음식으로 당신의 몸을 파괴하고 있는 것이다. 이처럼 '적당히 타협해서 골고루 먹는' 습관은 식물식의 장점을 완전히 허물어뜨릴 뿐이다. 당신이 알코올중독에 걸렸다고 할 경우, 일주일에 2~3번으로 줄인다고 해서 알코올중독에서 해방될 수 있을까? 하루에 두 갑씩 피우던 니코틴 중독자가 반 갑으로 줄인다고 해서 니코틴 중독에서 해방될 수 있을까? 매일 도박을 하던 사람이 일주일에 2~3번으로 줄인다고 해서 도박중독에서 벗어날 수 있을까? '겨우 이 정도의 지방인데 뭐가 어때'라는 생각이 당신을 비만과 심장병이라는 감옥에서 영원히 벗어나지 못하게 한다는 말이다.

그러나 만일 당신이 내가 한 말을 이해하고 받아들이기로 결심했다면, 당신은 이미 모든 질병의 원인인 혈관질환을 박멸하는 길에 95% 정도는 들어섰다고 봐도 좋다. 인생에 있어서 언제나 실수도 있고 예외도 있는 법이다. 만일 신이 있는데도 불구하고 그 정도도 허락하지 않는 쩨쩨한 신이라면, 우리 인간이 어떻게 그를 믿고 헌금을 바치고 구원해달라고 기도할 수 있다는 말인가? 그렇게 인색한 창조주라면 신이 우리를 버리기 전에 우리가 먼저 신을 버려도 좋다고 나는 주장하고 싶다.(솔직히 고백하건데, 나도 사실 12월 31일 망년회에서는 초콜릿 피넛버터를 한두 개 먹기도 한다)

몇 년 전 유방암 세미나의 강사로 미 동부지역에 초청받아 갔던 일이 있었다. 나는 그 세미나의 아침 식사시간에 미 동부지역에서 아주 명망 높은 의사와 같은 테이블에 앉았다. 나는 그가 1년 반 전에 심장마비에 걸렸었다는 사실을 소식을 들어 알고 있었다. 그런데 놀랍게도 그는 팬케이크를 버터에 찍어 먹었고 베이컨도 곁들이고 있었다. 그는 내가 비난하리라고 예상한 듯 이렇게 말했다. "저도 음식에 무척 신경을 쓰고 있습니다. 박사님 말대로 항상 식물식중심으로 식사하죠. 하지만 주말이나, 다른 도시로 여행할 때나, 아주 특별한 경우에는 옛날처럼 먹긴 합니다. 허허"

그 이후로 그에게 아주 심한 중풍이 찾아왔다. 입이 돌아가고 평상시처럼 말을 할 수 없는 심한 상태가 된 것이다. 심장으로 가는 관상동맥을 막았던 옛날의 그 혈관질환이, 이번에는 뇌와 연결된 혈관을 막아서 뇌졸중이라는 다른 명찰을 달고 다시 찾아온 것이다.

전체적인 이해를 돕고 약속을 지켜내기 위해서 여러분께 권하는 내 프로그램의 식단을 공개한다. 먼저 피해야 할 음식이다.

1. **이런 음식은 악마를 보듯 하라** 닭고기와 오리고기를 포함한 각종 육류, 생선, 달걀은 반드시 피하라. 오메가3 지방산 및 아르기닌은 생선에 많이 함유되어 있다. 이런 성분은 혈관내피를 강화시키고 신체의 기능을 활성화시키는데 도움이 되는 것도 사실이다. 그러나 이렇게 좋은 성분이 있는 반면에 그렇지 않은 것들이 너무도 많다. 여기에 대해서는 뒷장에서 자세히 다루겠다.

2. **유제품** 버터, 치즈, 크림, 아이스크림, 요구르트, 무지방 우유를 포함한 모든 우유제품.

3. **기름** 올리브오일 및 카놀라오일을 포함한 모든 식물성기름 및 동물성 기름.

4. **정제된 곡물** 통곡물을 제외한 모든 도정된 곡물들은 도정하는 과정에서 각종 영양분과 미네랄과 식이섬유가 파괴된다. 무엇이 '첨가된' 가루식품은 물론, 백미도 반드시 피하라. 여기에는 파스타, 빵, 국수, 라면, 베이글 등도 포함된다.

5. **견과류** 견과류도 심장질환에 좋지 않으므로 피하라. 호두 같은 경우 신체기능에 필수적인 오메가3 지방산이 많이 함유되어 있어 혈관질환이 없는 사람에게는 조금씩 먹어도 상관없다. 그러나 나는 견과류를 극도로 조심한다. 견과류회사가 자금을 지원하는 단기간의 연구에서는 '나쁜' 콜레스테롤을 감소시키고 '좋은' 콜레스테롤을 증가시킨다는 결과를 보고하기도 했지만, 장기간의 연구에서는 심장질환의 진행을 멈추게 하거나 되돌린 결과를 본 적이 없다. 게다가 과식하기 쉬워서 장기적으로는 오히려 콜레스테롤을 증가시킬 수 있다. 당신은 견과류를 한 주먹 만큼만 절대로 먹을 수 없다. 식품회사들은 아주 똑똑한 연구원들을 고용해서, 당신이 열 주먹 이상의 견과류를 먹도록 하는 각종 화학첨가물들을 지금도 밤을 밝혀 넣고 있다는 점을 기억하기 바란다.

이제 적극적으로 추천하는 음식을 알아보자. 우리가 섭취해야 할 모든 식품을 나열할 수 없지만, 이 정도만으로도 아름답고 다양하고 맛있는 요리를 만들 수 있다. 이 음식들은 식이섬유를 비롯한 각종 영양분과 미네랄, 항산화물질, 생선에 있는 것보다 더 깨끗한 오메가3 지방산, 그리고 심장질환에 필수적인 성분들이 넘쳐난다.

1. **채소** 채소의 종류는 너무 많아서 여기에 모든 것을 일일이 나열할 수는 없다. 그러나 무엇을 먹든지 채소는 당신의 몸에 지방을 제거하고 혈관을 팔팔하게 흐르게 할 것이다. 고구마, 얌, 감자(버터를 발라 먹는다든지 기름에 튀긴 감자 등은 제외), 브로콜리, 케일, 시금치, 아스파라가스, 아티초크, 당근, 양파, 셀러리, 무, 양배추, 상추, 고추, 청경채, 근대, 순무우, 파스닙, 각종 호박, 토마토(엄격하게 말하면 토마토는 과일이지만), 오이… 독자 여러분이 채소라고 생각하는 것들은 모두 여기에 포함시켜도 좋다. (그러나 단 한 가지, 아보카도는 채소라고 보기에는 지나치게 지방이 많다. 심장질환이 없는 분이라면 콜레스테롤 수치가 급히 올라가지 않는 범위 내에서는 먹어도 좋다.)

2. **콩류** 렌틸콩, 완두콩, 팥 등 모든 종류의 콩이 여기에 포함된다. 콩의 종류는 우리가 상상하는 것 이상으로 많다. 당신이 콩을 본격적으로 먹기 시작한다면, 얼마나 많은 종류가 있고 요리의 종류가 너무 다양하다는 것에 놀랄 것이다.

3. **통곡물** 통밀, 기장, 수수, 보리, 귀리, 메밀, 옥수수, 야생쌀, 현미… 또한 잘 알려지지 않은 통곡물인 쿠스쿠스, 카무트(파스타의 원료

인 듀럼밀의 일종), 퀴노아, 아마란스, 스펠트(독일밀), 테프(에티오피아밀), 트리티켈리(밀과 보리의 중간 상태의 곡물), 그라노, 파로 등이 있다. 여기에도 우리에게 친숙한 곡물 말고도 종류가 엄청나게 많다. 시리얼의 형태로 먹어도 좋지만 기름이나 설탕과 같은 첨가물이 없어야 한다. 빵 종류도 반드시 통곡물로 만든 빵이어야 하며 기름이 첨가되지 않아야 한다. 통곡물로 만든 파스타 정도는 괜찮다. 통밀이나 현미 또는 퀴노아 등으로 만든 것이 좋다.(그러나 식당에서 파는 파스타는 조심해야 한다. 대부분 달걀을 넣고 흰 밀가루로 만든 것이 대부분이다. 그리고 마리나라소스의 경우 기름을 넣어 만들 가능성이 높다.)

4. **과일** 기본적으로 모든 종류의 과일이 허락된다. 그러나 순수한 과일주스라도 피하는 것이 좋다. 과일(특히 과일주스)은 당분이 아주 많아서 혈당을 짧은 시간에 빨리 상승시키기 때문이다. 몸속에 당분이 많이 들어오면 우리 몸에서는 췌장에게 인슐린을 공급하라고 명령한다. 이때 인슐린은 간에게 콜레스테롤을 더 생산하라고 명령한다.[1] 또한 몸 속 중성지방 수치도 올라갈 수 있다. 특히 말린 과일이나 설탕을 더 첨가한 과일을 디저트로 먹는 것은 더 좋지 않다.

5. **음료** 생수, 광천수(과일주스를 조금 섞어 먹으면 맛이 좋다), 지방과 설탕이 없는 두유, 커피, 녹차 및 우롱차… 술은 본인이 절제하는 수준에서 허락된다. (나의 동료의사이자 환자였던 조 크로우 박사의 경험담을 소개한다. 그는 스코틀랜드의 국민시인 로버트 번

스Robert Burns를 기리는 파티에 참석했는데, 스코틀랜드식 순대인 하기스Haggis만 한가득 준비되어 있었다. 일종의 순대파티였다. 식물식프로그램에 가입해서 실천하고 있는 이 분께서 먹을 수 있는 것은 단 한 가지뿐이었는데, 바로 스카치 위스키였다!)

우리 프로그램에서 추천하는 대부분의 음식은 대부분 밭이나 과수원에서 따거나 캐온 신선한 것들이므로 상표가 붙어 있지 않다는 특징이 있다. 그렇지만 때론 마트에서 포장된 음식을 구입할 때도 있는데, 음식에 들어있는 영양성분을 매우 주의 깊게 살펴볼 필요가 있다.

그 이유를 말해보겠다. 최근 몇 년 동안 FDA에서는 식품의 포장지에 지방함량을 과거보다 더 정확하게 표기하라고 식품업계에 요구해왔다. 지방함량을 표기하는 규정사항이 아주 중요한데도 불구하고 허술한 구멍이 발견되었다. FDA는 상품 하나에 지방함량이 0.5g 미만이 되면 식품업계가 '지방제로' 또는 '무지방'으로 표기할 수 있도록 허락한 것이다. 그렇다면 도넛 1상자를 생각해보자. 일반적인 크기의 도넛에 지방이 1g씩 들어 있다고 가정해보자. 새로운 규정사항에 우리가 충실히 따른다면 크기를 반 이하로 줄여서 12개들이 상자에 넣고 '건강에 좋은 무지방 도넛을 판매합니다'라고 한다면 어떻게 할 것인가? 실제 작은 도넛은 지방함량이 0.5g이 안 될 테니까 '지방제로'라고 말한다고 해서 법에 저촉될 리가 없다는 말이다.

이것은 마치 100명 중에서 살인자가 1명밖에 없으므로 '거기에는 살인자가 없다'고 판결하는 사이비 판사와 무엇이 다르다는 말인가? 이것은 마치 100마디 중에서 가장 중요한 1마디 거짓말 밖에 하지 않았으므로 '나는 거짓말쟁이가 아니다'라고 말하는 정치가와 무엇이 다르단 말인가? 이처럼 '무지방'식품은 지방이 많은 원래 식품에 비해서 함량이 적다는 것일 뿐이다. 이런 제품은 의외로 많다. 샐러드드레싱, 치즈, 아침식사용 빵과 과자, 마가린, 버터, 각종 크림 등, 셀 수도 없이 많다. 이런 것들이 오히려 당신의 몸을 더 파괴할 수도 있다. '무시해도 좋을 정도의 지방만을 함유'했다고 말할 때가 진짜로 위험한 것이다. 상표에 원료가 어떤 것들이 들어있는지 잘 살펴야 된다. 모노글리세리드Monoglyceride, 디글리세리드Diglyceride, 하이드로제네이티드Hydrogenated, 수소화… 이런 말이 적혀 있으면 모두 기름이 들어갔다는 뜻이다. 돼지는 립스틱을 발랐건 귀걸이를 했건 돼지다. '지방제로' 식품이라고 안심해서 일 년 내내 계속 먹는다면 어떻게 되겠는가 말이다. 서서히 그리고 소문내지 않고 119에 실려 응급실로 들어가게 된다는 말이다.

지방이 많은 식품은 우리가 일반적으로 조심하게 되지만, '무지방'이라고 공표한 음식은 더 많이 더 자주 먹게 되는 것이 현실이다. 연탄가스는 냄새가 나기 때문에 피할 수 있다. 스컹크의 방귀냄새도 피할 수 있다. 무언가 타는 냄새가 나면 불을 끄면 된다. 이처럼 눈에 보이거나 냄새를 맡을 수 있는 것은 덜 위험하다. 바로 이처럼 '무지방'이라는 탈을 쓰고 당신의 육체를 소리없이 공격하는 '은밀한 지방'을 당신은 안심하고 먹겠다는 말인가?

이런 경우도 있었다. 짐 트루소는 내 실험에 처음부터 참여했던 환자다. 그는 꾸준히 프로그램의 규칙을 준수했던 모범환자였다. 고기는 물론 유제품과 식물성 기름까지 멀리했다. 그런데 어느 날 콜레스테롤이 200mg/dL로 치솟았다. 이유가 무엇인지 알아내는 데는 오랜 시간이 걸리지 않았다. 우리 프로그램에 참여하기 전에 그는 채소와 과일을 아주 싫어하는 사람이었다. 첫 1년 동안은 식물식을 실천하기 무척 힘들어했다. 그는 호시탐탐 고기를 노리는 정글의 사자와 같았다. 그런 야생동물에게 멋진 음식이 나타났다. 마트의 매장에 '지방제로' 음식들이 나타나기 시작한 것이다. 그는 즐거운 마음으로 탐닉하기 시작했다. 그러다가 어느 날 몸이 조금 이상한 느낌이 들어서 콜레스테롤을 측정해보니, 프로그램 시작 전으로 되돌아 간 것이다. 1년 동안 120mg/dL을 한 번도 넘지 않았었는데 말이다.

무지방, 지방제로의 탈을 쓴 늑대들이 마트에 속속 등장하고 있다. 샐러드드레싱으로 시작해서, 크래커, 프레츨, 쿠키 등 셀 수도 없이 많아졌다. 상표를 잘 살펴봐야 한다. 성분표시를 꼼꼼히 읽어보고 의심나는 것이 있다면 그 제품을 만든 회사에 전화를 걸어 봐도 좋다. 결코 부끄럽거나 쩨쩨한 일이 아니다. 당신은 현찰을 지불함으로써 그 회사를 살찌우는 사람이므로 충분히 그럴 자격이 있다. 내 경험에 비추어 봐도 담당자들은 언제나 제품에 들어있는 성분에 대해 솔직하고 친절하게 대답해주었다. 물론 그들도 제품 속에 숨어있는 지방이 우리 몸에 어떠한 해를 가하는지 모르고 있기 때문이지만 말이다.

나는 콜레스테롤 저하제를 어느 정도 사용하는 것을 허락한다. 나는 프로그램 초기에 수치가 150mg/dL 이하로 잘 떨어지지 않는 경우에 한해서 사용을 허락했다. 참가한 환자들이 모두 오늘이나 내일 무덤으로 들어갈 수밖에 없다고 의사들이 진단한 중증 환자였기 때문에 우아하게 식물식을 즐길 시간이 없었던 것이다. 피가 흐르는 동맥혈관의 내피세포를 치료하는 것이 급선무였기 때문이다. 음식요법과 함께 스타틴Statin 계열의 약품을 사용하면 중증환자에게는 큰 효과를 볼 수 있다.

약품은 때로 심리적인 안정감도 준다. 현대인들은 마음이 급하기 때문에 빨리 효과를 보기 원한다. 실험 초기 단계에서 나는 확실히 느꼈다. 조 크로우와 아브라함 브리크너도 빨리 효과를 보지 않았다면 초기에 실망해서 탈퇴했을지도 모른다. 효과를 빨리 눈으로 확인하면 불과 1주일 만에도 그들은 드라마틱하게 마음을 바꾸게 된다. 수 십 년 동안 실천하지 못했던 식물식을 1주일 만에 실천하게 된다는데 의사인 내가 못할 일이 무엇이란 말인가.

바로 눈앞에 있는 숫자를 보여줌으로서, 콜레스테롤 수치가 이렇게 떨어졌으니 이제 당신은 죽음에서 부활했다고 말함으로써, 한 인생에게 새로운 삶을 살 수 있도록 하기 위해서라도 나는 콜레스테롤 저하제가 필요했다. 담배를 끊기 위해서 껌이나 사탕이나 금연보조제를 사용하는 것과 다를 것이 없다고 생각했기 때문이다.

그러나 꼭 기억하기 바란다. 약물 혼자로는 아무 일도 할 수 없다. 담배를 끊기 위해서 평생 사탕을 입에 물고 산다면 폐암에 걸려서 사망하기도 전에, 당뇨병에 걸려 사망하기가 더 쉽기 때문이다. 이 책의 5장에서 언급했던 것처럼 콜레스테롤 저하제를 다량 복용하면 콜레스테롤 수치는 쉽게 150mg/dL 밑으로 내려간다. 그러나 그렇게 다량으로 복용하면 결코 음식습관을 바꿀 수도 없고, 콜레스테롤 수치가 낮아진다 하더라도 4명중에 1명은 30개월 이내에 심혈관 질병을 경험하거나 사망하는 경우가 있으므로 주의하길 바란다.

약물과는 달리 식물식은 콜레스테롤 수치를 떨어트리는 것 외에 많은 효과를 가져다준다. 식물식을 하게 되면 비만, 고혈압, 중성지방, 호모시스타인Homocysteine 수치도 같이 떨어진다. 혈관내피세포를 치료하고 복구시켜서 막혔던 동맥혈관을 뚫어줌으로써, 심장이 20대 청년처럼 팔팔하게 뛸 수 있게 만드는 것이다. 무덤에서 잠자던 나사로를 부활시킨다는 말이다. 이보다 더 좋을 수는 없다.

9장

이럴 땐
어떻게 하죠?
- 자주 묻는 질문들

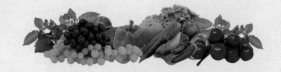

• • •

성경에는 '욕심이 잉태한 즉 죄를 낳고 죄가 장성한 즉 사망을 낳는다'고 쓰여 있다. 나는 그 욕심을 식욕으로 대체하고 싶고 식욕 다음에 괄호를 열고 (고기, 유제품, 지방)을 꼭 넣고 싶다. 그러면 성경은 이렇게 바뀔 것이다. 식욕(고기, 우유, 지방)이 잉태한 즉 죄를 낳고 죄가 장성한 즉 사망을 낳느니라.

**Prevent
and
Reverse Heart Disease**

여기까지 읽은 독자 여러분은 이제 무엇을 해야 할지 알았을 것이다. 그러나 당신이 만일 내 환자라면 궁금한 점이 더 많을 줄 안다. 내 환자들이 내게 물었던 것들을 중심으로 궁금증을 풀어보기로 한다.

내가 과연 식물식으로 바꿀 수 있을까요?

많은 환자분들이 내게 음식을 바꾸는 것이 정말 어렵다고 하소연해왔다. 특히 직장 동료들과 점심을 먹을 때, 친구들과 저녁 술자리를 할 때, 뿐 아니라 해외로 여행할 때도 식물식습관을 계속 유지하기가 쉽지 않다는 것을 나도 잘 알고 있다. 나도 그랬다. 그러나 할 수 있었다. 내가 바로 그 증거다. 그러니까 당신도 할 수 있다는 말이다. 당신은 이것만 생각하면 된다. '보상이 고통보다 10배는 크다' 바로 이 말을 꼭 기억하기 바란다. 나는 미국에서 최고의 수입을 올리던 의사 중 한 명이었다. 그런 부를 포기하고 내가 이 외로운 길에 들어서서 당신에게 말하는 것이다. 나는 돈과 명예와 지방을 포기했지만 당신은 단지 지방만 포기하면 되는 것이다. 이제 좀 용기가 나시는가?

　내가 처음에 겪었던 심리적인 현상을 내 실험에 참가했던 환자들에게서 똑같이 목격했다. 그러나 3달만 꾸준히 고기, 생선, 계란, 우유, 유제품, 식물성기름을 끊으면 놀랍도록 체중이 감소한다.[1] 통곡물과 채소와 과일을 먹고 나면, 이 일을 시작하게 된 본인에게 감사해야 할 일들이 수도 없이 생길 것이다. 또한 예전에 몰랐던 채소와 과일과 통곡물의 맛이 이렇게 좋을 줄 몰랐다고 감탄할 것이며, 식물식만으로 이렇게 다양하고 맛있는 요리를 만들 수 있음에 놀라워할 것이다. 친구들도 당신이 하는 일에 관심을 가지게 되고 요리시범을 보여 달라는 초대를 받기도 할 것이다. 주위에서 모르고 지나쳤던 채식식당도 발견하게 될 것이다. 이 모두는 내가 오래전에 이미 당신의 선배로서 경험했던 일들이다.

　당신도 할 수 있다. 식물식위주로 음식습관을 바꾸는 초기에만 엄격하게 지키면 그리 어렵지 않다는 것을 쉽게 알 수 있다. 식물식의 맛에 대한 놀라운 발견과 날씬해진 몸매, 날아갈 것 같은 몸과 마음이 보상으로 뒤따르면, 초기의 두려움이 참으로 어리석었다는 것을 금방 알아차리게 된다.

그렇게 먹어도 지방이 부족하지 않을까요?

절대로 그런 일은 생기지 않는다. 지방과 질병의 연관성에 대해 30년을 연구한 전문가가 당신에게 드리는 정답이다.

나를 포함해서 내 주위의 어느 누구도 식물식을 해서 지방이 부족한 현상을 발견한 적이 없다. 8장에서 언급했던 식물식의 재료들로 식사를 하면 10% 정도의 지방을 섭취하게 된다. 그러니까 식물식만으로도 지방을 10%나 섭취하게 된다는 말이다. 서구식 식단이 지방 37%임을 감안할 때 좀 적다고 생각할 수 있지만 10%는 아주 이상적인 지방함량 식사다. 이 10%는 심장을 전혀 파괴하지 않고 인간의 몸을 건강상태로 이끄는 최적의 지방함량이라는 점을 명심하기 바란다.

또한 단백질이 부족할 염려도 전혀 없다. 서구식 식단은 동물성 단백질 함량이 지나치게 많아서 수많은 질병의 원인으로 지목되어왔다. 내가 추천한 이러한 재료들을 골고루 충분히 섭취하기면 하면 50~70g 정도의 단백질을 매일 섭취하게 되는데, 이것은 건강한 몸을 만드는데 아주 적절한 분량이므로 전혀 염려하지 않아도 된다. 과잉의 동물성 단백질은 소화과정에서 뼈 속의 칼슘을 녹여서 소변으로 배출시키는 골다공증의 가장 위험한 인자라는 사실은 이미 상식이 되었다. 초과된 단백질에 의해 혈액으로 용해된 칼슘이 배출되다가 신장에서 다 걸러지지 못해 생기는 것이 바로 신장결석이라는 사실도 이미 상식이 되어 버렸다. 우유에는 모유에 비해 단백질 성분인 카세인 함량이 무려 7배 가까이 된다. 이 초과 단백질이 과연 우리 몸에 어떠한 영향을 미치는지 눈을 감고도 쉽게 알 수 있지 않은가? 육식과 유제품을 많이 먹는 나라는 핀란드, 캐나다, 미국, 스웨덴 등인데 이 국가들이 골다공증 발생 1, 2, 3위를 서로 경쟁하듯 차지하면서 메달의 색깔을 바꾸고 있다는 것도 이미 상식이 되었다. 가끔씩 방송을 보면 이것은 단백질이 많아서 좋아… 단백질을 좀 더 먹어야하는데… 이런 말들을 들을 때면 웃음이 절로 나온다. 그릇된 통념에 사로잡혀 상업자본가들의 먹잇감 역할을 왜 굳이 우리가 자처해야 하는가 말이다.

저콜레스테롤이 되면 건강에 위험하지 않을까요?

몇 년 전 콜레스테롤 수치가 낮으면 폐암, 간암, 신장암에 나쁜 영향을 미치고 사고사나 자살의 위험에 쉽게 노출될 수 있다는 보고가 나왔던 적이 있었다. 핀란드 헬싱키의 한 보고에 의하면 콜레스테롤 저하제를 사용했더니 정신적인 위험으로 인한 사망률이 증가했다는 것이다.[2]

그러나 그 발표 이후의 좀 더 세부적인 연구에서는, 콜레스테롤이 낮은 것은 약을 사용했든 안했든 자살이나 사고사, 또는 암과 연관이 없다는 후속 연구결과가 나왔다. 또 다른 연구에서도 건강한 사람일 경우 적당하게 콜레스테롤 저하제를 사용하기만 하면 건강에 오히려 이롭다는 세부결과가 연이어 나왔다. 미서부심장재단에서도 콜레스테롤을 낮추는 프로그램들이 평균의 서구식 식단에 비해 훨씬 더 혈관개선에 효과적이라고 발표했다.[3] 스칸디나비아반도의 여러 국가들이 공동으로, 환자들 스스로도 모르게 임의로 선정해서 콜레스테롤 저하제를 사용하는 그룹과 플라시보(실제로는 효과가 전혀 없는 물질로 만든 속임수약)그룹으로 나누어 실험을 해보았다. 약물을 복용한 환자들은 평균 35%의 콜레스테롤 저하 효과를 보았다. 5년 반이 지난 후에 재평가를 해보니 그들의 사망률이 눈에 띌 정도로 훨씬 적은 것으로 나타났다. 사망률, 심장병 재발률, 바이패스나 혈관확장시술 등 모든 면에서 플라시보 그룹보다 우월한 것으로 평가되었다. 당연히 사고사나 자살 및 암으로 인한 사망률도 눈에 띄게 적었다.[4] 나는 지금 콜레스테롤 저하제를 권유하고 있는 것이 아니다. 당신도 이미 짐작했을 것이다.

식물식만 해도 에너지가 부족하지 않을까요?

신문과 방송을 통해서 퍼부어대는 광고를 아직도 믿고 있다면, 당신은 당연히 고기나 우유를 먹지 않는 사람들은 음식에서 에너지를 충분히 섭취하지 못한다고 생각할 것이다.

그러나 그것이야 말로 거짓된 통념이다. 진실을 말해주겠다. 과도한 동물성 기름과 단백질 섭취는 당신의 몸을 황폐화시킨다. 과도한 단백질은 뼈 속의 칼슘을 용해시켜 신장으로 많은 양의 칼슘이 배출되게 한다. 뼈에 구멍이 송송 뚫려서 잘 부서지는 상태, 즉 골다공증을 가속화시킨다는 말이다. 눈을 돌려 자연을 보아라. 코끼리는 무엇을 먹고 저 강한 뼈를 만들어 저렇게 큰 몸을 유지하는가. 성인 코끼리가 뼈를 튼튼하게 하기 위해서 소의 젖을 먹는 것을 당신은 본 적이 있는가. 에버딘 앵거스Aberdeen Angus(스코틀랜드가 원산지이며 뿔이 없는 검은색 소로서 살이 빨리 찌며 피부 밑 지방이 두꺼운 것이 특징: 옮긴이)의 저 엄청난 근육을 보아라. 저 엄청난 소들은 결코 스테이크를 먹고 근육을 만들지 않는다.

　식물식만으로 인류에게 위대한 업적을 남긴 운동선수의 이름을 여기서 열거하기에는 숫자가 너무도 많다. 날씬하고 근육질인 미식축구의 영웅 아트 스틸Art Still은 식물식이 얼마나 몸을 강하고 날렵하게 하는지 시합이 있을 때마다 증명해주었다. 1980년대에 식물식으로 전환한 올림픽 단거리의 영웅 칼 루이스Carl Lewis를 보시라. 그는 1991년 일본에서 열린 세계 육상선수권대회에 멀리뛰기 및 100m 달리기 세계신기록을 하루에 3번이나 갈아 치운 유일한 선수가 되었다. 동시에 100미터 달리기 세계신기록과 400미터 허들의 세계기록을 동시에 보유했던 유일한 선수다.

　늦었지만 여기서 잠깐 우리 가족자랑을 해야겠다. 1984년 나와 나의 아내 앤은 식탁에서 고기와 유제품과 함께 모든 지방을 없애버리기로 맹세했으며 지금까지 그 약속을 지켜오고 있다. 우리의 장남인 립은 텍사스 대학교의 수영대표팀의 선수를 역임했다.(지금은 텍사스 오스틴에서 소방관으로 근무하고 있는데 그 소방소의 모든 대원을 채식주의자로 변화시켰다) 그는 또한 본인의 경험을 살려 〈배고픈 다이어트는 실패한다〉Engine2 Diet라는 책을 냈는데 뉴욕타임스의 베스트셀러를 지금까지 유지하며 단숨에 유명인사가 되었다. 다음은 둘째아들 테드. 그는 예일대학에서 200야드 배영의 신기록을 세웠다. 딸 제인은 미시간대학에서 열린 200야드 수영선수권대회의 배영분야에서 우승했다. 막내아들 젭은 오하이오 중학교에 다닐 때 오하이오주 접영 선수권자였다. 그리고 나의 아내 앤은 지금 70살을 훨씬 넘었는데도 불구하고 매일 한 시간 정도씩 달리기를 하고 있다.

이 정도면 식물식 때문에 에너지가 부족하다는 염려를 잠재울 수 있지 않을까? 이런 종류의 대답이라면 이 책을 한 권 다 채워도 부족할 것이다.

콜레스테롤 수치가 150mg/dL 아래로 떨어지지 않을 땐 어떻게 하죠?

아주 극소수의 유전적인 원인을 제외하고 일반적인 사람은 문제가 없다. 식물식을 처음 시작하는 사람들은 콜레스테롤을 150mg/dL 이하로 떨어트리기 어려운 요인이 너무 많다고 말한다. 금요일이나 토요일 저녁에 파티에 나가서 먹을 것이 없다거나, 주중 근무하는 날에도 아침미팅이나 점심식사에서도 불편한 점이 너무 많다는 것이다. 특히 사람들이 많이 모여서 음식을 시켜놓고 먹을 때는 그야말로 '먹을 것이 없다'고 말한다. 그리고 프로그램을 좀 더 너그럽게 짜야 하는 것 아니냐고 말하는 사람도 더러 있다. 그러나 나는 당신의 건강을 책임진 의사로서 그렇게 생각하지 않는다. 예를 들어보겠다. 보통 요리할 때 프라이팬에 기름을 한 스푼 정도 두르는데 이것만으로도 큰 문제가 발생할 수 있다. 기름 한 스푼으로도 충분히 산화질소를 생산하는 혈관내피에 상처를 주어서 상태를 망가뜨릴 수 있다는 말이다. 성공이냐 실패냐를 가름하는 가장 중요한 순간에 넘지 말아야할 선을 넘어버릴 수 있어서 하는 말이다. 내 프로그램 초기에는 그들이 거의 모두 중환자였으므로 이렇게 작은 부분도 세심하게 주의를 기울여야 했다.

물론 사람에 따라서는, 심장병도 없고 식물식을 아주 엄격하게 준수하는데도 불구하고 콜레스테롤 수치가 165~170mg/dL 이하로 내려가지 않는 경우도 있다.(일부 과학자들은 오랫동안 콜레스테롤과 지방을 섭취하면 콜레스테롤 수치를 떨어트리는 자연적인 능력이 감소한다고 말한다) 이런 사람들은 의사의 주의 깊은 처방 아래 약간의 콜레스테롤 저하제를 처방해도 좋다. 그러나 엄격하게 식물식을 하고 무지방식을 지켜내서 콜레스테롤 수치를 165~170mg/dL까지 내렸다면 목표점에 못 미쳤다고 해도 그것만으로도 칭찬받을 만한 일이다. 이런 사람들은 이미 많은 양의 자연적인 항산화제를 섭취하고 있기 때문에, LDL(나쁜)콜레스테롤의 산화를 예방해 동맥혈관이 막혀서 발생하는 건강문제도 자연스럽게 예방하고 있는 셈이다.

타고난 유전자가 좋으면 괜찮지 않을까요?

나는 종종 이런 이야기를 듣곤 한다. "우리 할아버지는 90살인데 매일 계란에 베이컨에 치즈에 돼지고기를 먹는데도 지금까지 팔팔하십니다. 나도 할아버지의 유전자를 물려받았으니 굳이 식단을 바꾸지 않아도 되겠지요?" 나는 이런 대답에 비유 한 가지를 들겠다. 당신의 훌륭한 유전자가 지방 가득한 식생활에서 당신을 지켜준다고 생각하는 것은, 신호등 없는 복잡한 사거리에서 고급차를 타고 지나가는 것과 흡사하다. 몇 번은 사거리를 지나갈 수 있겠지만 여러 번 반복되면 결국 사고를 입게 되는 경우와 똑같다.

노름을 하면 노름판을 펼쳐서 사업을 하는 사람을 제외하고는 거의 대부분 돈을 잃는다. 대부분 몇 시간 안에 돈을 다 잃는다. 그런데 9번 모두 이기는 사람도 반드시 한 명 정도는 있다. 그러면 그 사람은 과연 10번째도 돈을 딸 수 있을까? 당신의 할아버지가 9번 이겼다고 해서, 그 노름유전자를 가졌다고 해서 당신은 소매를 걷어붙이고 노름판에 들어갈지 되묻고 싶다. 당신의 아버지 혹은 어머니가 지뢰밭으로 들어갔다. 지뢰가 엄청나게 깔려 있는 그 지뢰밭에 들어가서 많은 사람들이 사망했지만 당신의 아버지는 살아 돌아왔다. 당신에게 묻겠다. 당신은 아버지의 유전자를 타고 났으니 저 지뢰밭을 무사히 건널 수 있다고 자신할 수 있는가?

할아버지는 물론 콜레스테롤을 잘 제거하는 신체를 가졌을 수도 있고, 플라크가 혈관내피를 뚫고 터져 나오지 않게 하는 아주 강한 동맥혈관을 가지고 있을 수도 있다. 그러나 그 손자도 할아버지와 똑같은 유전자 시스템을 가졌을 거라고 확신하는 것은 매우 어리석은 일이다. 할아버지와 할머니와 아버지와 어머니의 유전자가 더해져서 혼합된 유전자를 가졌을 것이고, 할아버지가 가졌던 그 동맥혈관의 강인한 생명력을 가졌다고 어떻게 보장할 수 있단 말인가.

그런 분에게 나는 이런 질문도 할 수 있다. "제 아버지와 형제들은 심장병으로 둘다 58세에 돌아가셨구요, 할아버지도 똑같은 병으로 63세를 넘기지 못하셨어요. 제가 이런 가문의 운명을 피해갈 방법이 없을까요? 심장병 유전자를 가진 저 같은 인간에게도 방법이 있을까요?"

나는 뭐라고 대답할까? 죄송하지만 '글쎄요'다. 당신은 부모님의 그 유전적인 운명을 피해가기 힘들다. 그러나 딱 한 가지 100% 확실한 방법이 있기는 하다. 실천하기 그리 쉽지는 않다. 당신이 실천하겠다고 말하면 지금 당장 말해주겠다. 콜레스테롤 수치를 150mg/dL 이하로 내리면 심장병을 비롯한 모든 만성질환으로부터 해방될 수 있다. 친척이나 가족들이 몇 살에 사망했건 상관없다. 당신이 어떤 유전자를 가졌든지 상관없다. 다시 한 번 '불난 집 불끄기'에 대해서 상기시키고 싶다. 타는 불에 기름을 붓지 마시라. 작은 기름 한 방울도 화재를 더 키울 뿐이다.

셰익스피어가 말했다. '죄는 부모가 우리에게 물려주는 것이 아니라, 우리가 먹는 음식에서 온다'고 말했다. 나는 이 책을 쓰면서 항상 이 말을 생각하고 있다. 성경에는 '욕심이 잉태한 즉 죄를 낳고 죄가 장성한 즉 사망을 낳는다'고 쓰여 있다. 나는 그 욕심을 식욕으로 대체하고 싶고 식욕 다음에 괄호를 열고 (고기, 생선, 계란, 우유, 유제품, 식물성기름)을 꼭 넣고 싶다. 그러면 성경은 이렇게 바뀔 것이다. 식욕이 잉태한 즉 죄를 낳고 죄가 장성한 즉 사망을 낳느니라. (야고보서 1장 15절)

10장

건강에 좋다는
올리브유를
왜 먹지 말라는 거죠?

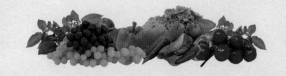

•••

그러나 진실만이 오래가는 법이다. 단언하건데 모든 지방(기름)은 몸에 좋지 않다. 특히 심장에 좋지 않다. 올리브오일의 14~17%는 포화지방이다. 동맥혈관을 막는 주범인 포화지방이란 말이다. 소고기나 돼지고기에 있는 포화지방과 똑같이 심장병을 유발시키고 악화시키는 포화지방이라는 말이다. 비록 지중해식 다이어트라고 해도 그러한 지방은 서서히 동맥경화를 진행시킨다. 포화지방이 아주 높은 식사와 비교하더라도, 이러한 식사는 결코 질병을 치료할 수 없다. 다만 서서히 진행시킬 뿐이다.

Prevent
and
Reverse Heart Disease

1990년대 들어서 갑자기 '지중해식 다이어트'가 선풍적인 인기를 끌면서 신문과 방송에서 떠들기 시작했다. 이 다이어트는 종래의 서구식단에 비해 심장에 특히 이롭다고 묘사되곤 했다. 이 이론은 프랑스 그레노블Grenoble에 있는 조세프 푸리에 대학교Joseph Fourier University의 미첼 드 로게일Dr. Michel de Lorgeril 박사에 의해 처음 제기되었다.[1] '리용다이어트 심장연구'Lyon Diet Heart Study라는 이름으로 알려진 이 연구의 결과는 세상에 널리 알려졌고 지중해스타일 요리책도 선보였다.

프랑스의 한 과학자에 의해 시작된 이 연구는 첫 번째 심장마비에 걸렸다가 살아남은 605명의 환자를 대상으로 실시되었다. 그는 환자를 두 그룹으로 나누었다. 원래 이들의 증상은 매우 유사했다. 콜레스테롤 수치가 높거나 고혈압이 있는 환자, 동맥경화질환이 있는 환자, 담배를 피우는 환자 등 모두 포함되었다.

전체 대상자 중에서 절반인 302명은 A그룹으로 지중해식 다이어트를 실시했는데, 미국심장협회가 정의내린 지중해식 다이어트는 다음과 같다.

- 과일과 채소, 빵과 시리얼, 감자, 콩, 호두, 각종 견과류를 마음껏 먹고
- 단일불포화지방이 많이 들어있는 올리브오일을 먹고
- 적당량의 유제품, 생선, 닭고기 및 오리고기는 적게 먹고 붉은 색 고기는 거의 먹지 말고
- 달걀은 일주일에 4회 이하로 먹고
- 적당량의 와인을 마시는 것

이 그룹의 참여자들은 하루 평균 섭취칼로리의 30% 정도를 지방에서 섭취(포화지방 8%, 단일불포화지방 13%, 복합불포화지방 5% 정도)하도록 허락되었으며 콜레스테롤의 하루 섭취량은 203mg 정도였다.

또 다른 B그룹에는 303명이 참여했다. 주치의가 특별히 먹지 말라고 요구한 것 외에는 특별한 음식을 강요하지 않았다. 일반적으로 그들은 미국심장협회가 '평상시의 미국식 식단'이라고 규정한 정도만큼의 식사를 했다. 그들은 하루 평균 섭취칼로리의 34% 정도를 지방에서 섭취(포화지방 12%, 단일불포화지방 11%, 복합불포화지방 6% 정도)하도록 허락했으며 콜레스테롤의 하루 섭취량은 312mg 정도였다.

1년이 지난 후에 연구자들은 지중해스타일 다이어트를 따른 A그룹 사람들이 B그룹보다 결과가 훨씬 더 좋다고 발표했다. 그들은 '매우 놀라운' 결과라고 표현했다. 하지만 4년 후의 결과는 그 보다 훨씬 놀라웠다. 연구자들이 경험했던 모든 다이어트를 합쳐서 비교해보니 지중해식 다이어트가 50~70% 정도 심장병관련 질환의 감소를 보였다. 이 비교에는 단순한 입원진료로 시작해서 협심증, 중풍, 심장마비, 사망에 이르는 모든 내용이 포함된 것이었으니 엄청난 결과라고 할 만한 것이다.

당연한 일이다. 지중해식 다이어트가 많은 사람들의 주목을 끌고 지지자들이 열광한 것은 그리 놀랄 만한 일이 아니다. 그런데 여러분은 올리브오일이나 카놀라오일처럼 단일불포화지방을 내 프로그램에서 허락하지 않는다는 사실에 고개를 갸우뚱할 것이다. 그들은 올리브오일이 관상동맥질환을 치료하는데 좋은 기름이라고 했는데 말이다. 그들뿐만 아니라 신문과 방송에서도 이런 기름이 '건강한 오일'이라고 수없이 주장하는데도 말이다.

그러나 진실만이 오래가는 법이다. 단언하건데 모든 지방(기름)은 몸에 좋지 않다. 특히 심장에 좋지 않다. 올리브오일의 14~17%는 포화지방이다. 동맥혈관을 막는 주범인 포화지방이란 말이다. 소고기나 돼지고기에 있는 포화지방과 똑같이 심장병을 유발시키고 악화시키는 포화지방이라는 말이다. 비록 지중해식 다이어트라고 해도 그러한 지방은 서서히 동맥경화를 진행시킨다. 포화지방이 아주 높은 식사와 비교하더라도, 이러한 식사는 결코 질병을 치료할 수 없다. 다만 서서히 진행시킬 뿐이다.

하버드 대학의 월터 윌렛Walter Willett 박사는 단일불포화지방의 장점을 광고하는 책을 써서 유명해지신 분이다. 그가 한 번은 클리브랜드에 강연을 하러 왔다. 나는 그에게 올리브오일과 같은 단일불포화지방을 많이 섭취하면 관상동맥질환을 치료할 수 있다는 증거를 보여줄 수 있냐고 물었다. '없습니다' 이것이 그의 대답이었다. 그러면서 '리용다이어트 심장연구'에서 간접적으로 그 증거를 보여주지 않았냐고 되물었다.

그렇다면 다른 측면에서 이 연구결과를 살펴보기로 하자. 솔직히 말해서 공정한 비교가 아니다. 그러니까 지중해식 다이어트와 일반 그룹으로 나누어서 비교하는 것은 절대로 공정한 비교가 아니라는 말이다. 하지만 '리용다이어트 심장연구'에서 아주 주목할 점은 분명히 있다. 실험 시작 후 4년이 지나 끝날 때 쯤, 지중해식 다이어트를 했던 대상자 중에서 25%(4명 중 1명)가 사망했거나 새로운 심혈관질환에 걸렸다는 엄연한 사실 말이다.

나는 이러한 결과가 아주 형편없는 효과라고 주장한다. 우리는 더 좋은 결과를 끌어낼 수 있다. 1997년에 '제2차 전미동맥경화질환회의'가 열렸다. 베스트셀러 〈무엇을 먹을 것인가〉의 저자 콜린 캠벨 박사는 '리용다이어트 심장연구'의 결과에 대해 어떻게 생각하느냐는 질문을 받았다. 그 책에서는 중국의 오지마을에서는 심장병이 거의 발견되지 않았는데 그 내용과 비교해서 대답을 해달라는 것이었다. 캠벨박사는 전혀 망설이지 않고 단호하게 대답했다. 지중해식 다이어트와 중국 오지마을의 식사습관은 거의 유사하다는 것이었다. 그는 이렇게 말했다. "그러나 지중해식 다이어트에 비해 기름기가 거의 없는 중국 오지마을의 식습관이 최고의 밥상입니다."

사실 의학역사를 들추어보면 식물성기름과 같은 단일불포화지방이 함유된 기름의 유해성을 입증하는 증거는 차고도 넘친다. 사우스캘리포니아대학교 의대의 데이빗 블랭큰혼David H. Blankenhorn 박사는 동맥경화질환으로 1년 동안 혈관조영술을 받은 환자들을 대상으로 연구분석했다. 그랬더니 단일불포화지방을 많이 섭취한 사람들에게서 포화지방을 많이 섭취한 사람들만큼 관상동맥의 경화가 악화된 것을 확인할 수 있었다.[2]

비슷한 연구도 있었다. 웨이크포레스트대학교 의대의 로렌스 루델Lawrence Rudel 박사는 아프리카 초록원숭이를 대상으로 실험을 했다.[3] 루델 박사는 5년 동안 원숭이에게 인간이 먹는 여러 종류의 지방을 먹이고 몇 년 후 동맥 안에 형성된 *끈끈한* 지방을 조사하는 실험을 했다. 그 결과 단일불포화지방을 섭취했을 때 HDL(좋은) 콜레스테롤 수치는 올라가고 LDL(나쁜) 콜레스테롤 수치는 내려가는 것을 확인할 수 있었다. 그러나 해부를 해보니 포화지방을 먹었을 때와 똑같은 정도로 동맥경화가 발생했음을 발견했다. 즉 올리브유는 버터나 돼지기름과 별 차이가 없었다. 설치류를 대상으로 진행한 실험에서도 동일한 결과가 관찰됐다. 루델은 '올리브유를 식단에 넣는다면 문제가 심각해질 것'이라고 경고했다.

매릴랜드대학교 의대의 로버트 보겔Robert Vogel 박사의 실험에 대해서는 5장에서 언급한 바 있다. 올리브오일을 듬뿍 묻혀서 빵을 먹고 난 후, 팔 위쪽의 상완동맥을 고무줄로 묶어서 압박테스트를 해본 결과, 상완동맥의 흐름이 현격하게 감소되었던 결과를 우리는 이미 확인했다.[4] 이처럼 지방을 섭취하면 일시적으로 혈관내피세포에 상처를 주어서 산화질소 생산능력을 현저히 저하시키는 것으로 나타났기 때문이다. 또한 일본 학자들의 쥐를 통한 실험에서도, 식물성 기름과 같은 단일불포화지방이 당뇨증세를 일으켜서 혈당과 중성지방 수치를 끌어올리는 결과를 보여주었다.[5]

올리브오일에 관한 이야기 하나를 소개하겠다. 2004년 여름에 노스캐롤라이나주에 사는 윌리엄 발렌타인William Valentine이라는 목사로부터 전화를 받았다. 그는 1990년에 무려 5차례의 바이패스시술을 받았노라고 했다. 그 이후로 그는 식물식위주의 식단을 아주 엄격하게 지켰다. 체중이 95kg에서 70kg까지 빠졌고 계속해서 그 체중을 유지했다. 2004년에 갑자기 가슴이 죄이듯 아파왔는데 운동할 때도 그랬고 집에서 휴식을 취할 때도 그랬다는 것이다.

그러던 중에 그는 신문에서 내 프로그램에 관한 기사를 읽고 내게 의견을 물었다. 그는 예전에 바이패스시술로 고생을 많이 했기 때문에 현대의학적인 어떤 수술과 치료도 원하지 않는다고 했다. 현대의학의 도움을 받아보았으나 일시적이었고 식물식으로 습관을 완전히 바꾸었는데 어찌 이런 일이 생길 수 있느냐는 것이었다. 다른 방도가 없느냐는 것이다. 그는 통곡물과 각종 과일과 채소만으로 식사를 했다는 것이어서 나를 더욱 당황하게 했다. 나는 어쩔 줄 몰랐다. 그래서 발렌타인 목사에게 다시 한 번 그 동안 주로 먹었던 음식을 하나도 빠트리지 말고 다 말해보라고 했다. 그제야 비로소 깜빡 빠트린 것이 하나 있다는 것이었다. 그것이 바로 신문과 방송에서 야단법석 떠드는 '올리브오일'이었다. 그는 매일 점심과 저녁에 샐러드를 먹었는데 건강에 좋다는 올리브유를 듬뿍 쳐서 하루도 빼지 않고 먹었다는 것이다.

이런 것이 바로 위대한 발견 아닐까. 나는 목사님에게 즉시 집안에 있는 올리브오일을 모두 쓰레기통에 버리라고 충고했으며 그는 실제로 그렇게 했다. 불과 한 달 만에 가슴을 죄어오는 협심증이 완전히 사라졌음은 불을 보듯 당연한 일이다.

Prevent
and
Reverse Heart Disease

11장

존경하는
나의 동지들을
소개합니다

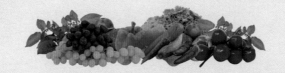

• • •

그러나 2세 3세들은 전문가들이 흔히 추천하는 '이것 저것 골고루 먹는' 서구식 식사를 했는데도 불구하고 더 비만이었고 더 병이 많더라는 것이다. "이런 현상을 보면서 나는 그 동안 배워온 '영양이 골고루 들어 있는 식단'에 대해 회의를 가지게 되었고 연구를 시작하게 되었습니다." 존 맥두걸 박사는 그 이후로 채식주의자의 길로 들어섰고 과일과 채소와 '녹말중심의 식사'에 대한 각종 저술과 강연활동을 시작하게 되었다.

Prevent
and
Reverse Heart Disease

여기 내가 존경하는 한 명의 개척자를 소개한다. 내과의사 존 맥두걸John McDougall 박사다. 그는 무려 30년이 넘게 음식이 건강에 미치는 영향에 대해 사람들을 가르쳤다. 나는 그의 베스트셀러 〈어느 채식의사의 고백〉The Starch Solution과 〈살 안찌고 사는 법〉The McDougall Program for Maximum Weight Loss 등을 읽고 깊은 감명을 받았다. 그의 책들은 식물식에 대한 나의 믿음이 결코 잘못되지 않았음을 거듭 확인하는데 큰 도움을 주었다. 그의 책들은 무려 150만부가 판매되면서 미국 전역에 충격을 주었으며 미국인의 밥상을 바꾸었고 그들의 영혼을 지옥에서 구해냈다.

그는 18살 때 몸무게가 친구들보다 30kg이 더 나갔고 그 어린 나이에 중풍에 걸렸다. 그 후유증으로 지금도 다리 한 쪽을 절룩인다. 의사들에게 아무리 물어도 의사는 병의 원인을 말해주지 못했다. 그래서 그는 직접 알아보고자 의대에 진학했다. 그러나 아무리 공부에 공부를 거듭해도 미국의 의료시스템에서는 그 원인을 알 수 없었다. 그는 의대를 졸업하고 하와이 사탕수수농장에서 공중보건의로 근무하면서 커다란 깨달음을 얻게 된다. "사탕수수농장에는 필리핀, 일본, 중국, 한국에서 온 이민자들이 대부분이었어요. 1세, 2세, 3세, 4세까지 함께 어울려 살았죠." 그는 그의 경험담을 얘기했다. 그런데 이상한 것은 그들 나라의 전통음식인 싸구려 음식(육류와 우유가 전혀 없는 과일과 채소와 녹말 위주의 음식)을 먹은 1세들은 날씬하고 만성질환이 거의 없다는 것이다. "심장병이나 당뇨, 유방암, 전립선암, 관절염 등이 거의 없었고 대부분 활동성도 좋았을 뿐 아니라 80살이 넘어 90까지 장수했어요. 그들이 먹는 음식은 쌀과 채소와 과일이 전부였죠."

그러나 2세 3세들은 전문가들이 흔히 추천하는 '이 것 저 것 골고루 먹는' 서구식 식사를 했는데도 불구하고 더 비만이었고 더 병이 많더라는 것이다. "이런 현상을 보면서 나는 그 동안 배워온 '영양이 골고루 들어 있는 식단'에 대해 회의를 가지게 되었고 연구를 시작하게 되었습니다." 존 맥두걸 박사는 그 이후로 채식주의자의 길로 들어섰고 과일과 채소와 '녹말중심의 식사'에 대한 각종 저술과 강연활동을 시작하게 되었다.

나는 또한 여기에서 하비 다이아몬드Harvey Diamond 박사를 소개한다. 이 엄청난 학구열의 소유자이자 사자후를 내뿜는 강연자는 의대를 졸업하지 않았다. 그는 그의 말대로 '영양학자 나부랭이'일 뿐이다. 그러나 바로 그런 점 때문에 그의 말과 글은 상업자본주의 의학계에 눈치를 볼 필요가 없고, 따라서 보다 더 객관적이고 경험론적으로 말을 할 자격을 갖추었다. 그는 젊은 나이에 온갖 병을 가지고 있었다. 걸어 다니는 종합병원이라고 해야 할 만큼 많은 병으로 고생하면서 힘든 나날을 보냈다. 비만, 만성통증, 만성편두통, 잦은 감기, 피부이상, 우울증, 악몽 등 하나하나가 만만치 않은 병들이었다. 한 가지 병만 있어도 힘든데 25살까지 이런 것들을 모두 갖고 있었다. 그는 먹보라고 부를 정도로 먹는 것을 탐했고 스스로 음식중독자로 생각했다.

고기, 생선, 계란, 우유 등 동물성식품을 좋아했고 과일, 채소, 가공되지 않은 자연음식은 거의 손에 대지 않았다. 밭에서 나온 음식이 아니라 공장을 거쳐서 나온 음식을 좋아했다. 그러다보니 몸은 날로 나빠져 갔다. 무려 47가지나 되는 다이어트 방법을 해봤는데도 하나같이 실패했다. 이를 악물고 했을 때 빠졌던 군살은 금방 원래대로 돌아왔고 대부분 빠진 것 이상으로 더 붙었다.

그러던 중 자연위생학이란 학문을 접하면서 새로운 세계를 알게되었다. 식물식의 세계에 들어선 것이다. 그 가르침에 따라 자신의 몸을 자연의 원리에 맡겼더니 기적이 일어났다. 동물을 먹지 않고 식물만 먹은 것뿐인데 믿겨지지 않는 변화가 일어났다. 군살이 빠지고 모든 병은 떠나갔다. 178cm에 90kg이었던 몸무게는 65kg으로 무려 25kg이 빠졌다. 많은 이들이 평생의 숙제로 생각하는 다이어트는 너무나 쉽게 이루어졌다. 군살은 빼는 것이 아니라 빠지는 것이라는 것을 알게 되었다. 새로운 인생이 시작된 것이다.

그는 본인의 체험과 이론을 집대성해서 책을 썼다. 바로 〈다이어트 불변의 법칙〉Fit for Life과 〈나는 질병없이 살기로 했다〉Fit for Life, A New Beginning의 탄생배경이다. 특히 〈다이어트 불변의 법칙〉은 전세계 무려 1,200만부나 판매되었고 뉴욕타임스 40주 연속 베스트셀러 1위에 오르는 등 전무후무한 기록으로 그를 유명인사로 만들었다.

그러던 그에게 엄청난 사건이 발생했다. 고엽제후유증이 생긴 것이다. 21살에 미공군에 의무복무해서 베트남전쟁에 참여했었는데 고엽제Agent Orange에 노출되었다는 사실을 까마득히 잊고 살아온 것이다. 20년이 지나야 발병한다는 바로 그 병 말이다. 그는 말초신경병증Peripheral Neuropathy에 걸렸다. 건강을 지도하는 세계적인 영양학자이자 유명인사가 병에 걸리다니… 그는 절망했다. 양팔을 펴고 오므리는 근육들이 모두 수축이 되었다. 손바닥을 위로 올린 상태가 아니면 팔을 들어 올릴 수 없었다. 또한 어깨를 옆으로 편 상태가 아니면 팔을 들어 올릴 수 없었다. 손바닥을 오므리는 것은 문제가 없었지만 펴지지 않아서 원래상태로 복구되지 않았다. 양쪽 다리는 항상 낙지다리처럼 흐물흐물한 상태였고, 이로 인해 아무것도 할 수 없었다. 결국 아이들의 손을 살짝 잡는 정도의 아주 단순한 동작 외에는 아무것도 할 수 없었다.

고엽제는 독극물인 다이옥신을 함유한 제초제로, 인간이 만든 가장 위험한 화학물질 중의 하나다. 고엽제는 아주 특이한 방식으로 근육을 훼손시키는데 처음에는 아무렇지도 않다가 약 20년 후에 그 증상이 나타난다. 베트남전쟁에 참여한 20대에 노출되어 40대에 그 증상이 나에게 나타난 것이다.

그는 미국 고엽제지원청Agent Orange Support Group을 방문했다. 그리고 거기에서 그와 똑같이 베트남전쟁에서 수 천 수 만 명의 미군들이 고엽제에 노출되었다는 사실을 알게 되었다. 고엽제는 처음에는 잠복해 있다가 점점 몸을 갉아먹는데 근육이 훼손되기 시작하면 5년 이내에 몸을 움직이지 못하게 되고 결국은 휠체어에 몸을 눕혔다가 마침내 대부분 죽게 된다.

그러나 그는 달랐다. 물론 그에게도 근육에 문제가 생겼지만 그것을 멈추게 할 수 있었다. 대부분의 고엽제환자들이 사망한 후에도 그는 어떻게 살아나 지금껏 책을 쓰고 강연을 하게 된 것일까? 그는 어떻게 했을까? 상상해보시라! 그는 림프시스템을 청소하는 방법을 알고 있었다. 물론 그는 자연위생학을 접하면서부터 모노다이어트(과일 및 채소만을 1주일이나 한 달 연속으로 먹는 다이어트)를 실천하고 있었다. 비록 그가 고엽제에 노출되었다는 사실을 모르고 있었지만 계속해서 모노다이어트를 생활습관으로 실천하고 있었으므로 그는 남들보다 더 쉽게 본인의 생명을 구할 수 있었던 것이다.

그의 이야기는 하늘의 별처럼 명확하다. 혈관을 타고 들어와 사람을 죽이는 가공할만한 독극물 고엽제에서 구한 방법이라면 당신의 생명을 구하는 도구로서도 충분하지 않은가? 그는 생생하게 다시 살아나서 저술과 강연을 이어가고 있다. 나의 존경하는 하비 다이아몬드 박사, 그가 바로 생생한 증거다.

코넬대학교 교수이자 〈무엇을 먹을 것인가〉의 저자인 콜린 캠벨 Colin Campbell은, 관점에 따라서 세상에는 2가지 치료방식이 있다고 간파했다. "하나는 약물로 치료하는 방법이고 다른 하나는 음식으로 치료하는 방법입니다." 서구의 의학은 대부분 약물로 치료하는 방식을 선택했으나 그가 보기에는 완전히 잘못되었다는 것이다.

나는 그의 의견에 전적으로 동의한다. 과거에도 그랬지만 우리는 지금도 몸이 아프면 '빨리 병원에 가세요'라고 자동응답기처럼 말한다. 그러나 최근 지각있고 양심적인 의사들에 의해 이것이 완전히 잘못된 방법이라는 의견이 제기되기 시작했다. 불과 20여 년 전부터 시작된 이러한 운동은 음식의 중요성을 더욱 강조하고 있다. 약물은 순간적인 증상을 마취시키거나 증상을 숨기는 것에 불과하고, 장기적인 관점에선 '무엇을 먹느냐'에 의해서 병을 치료하고 예방까지도 할 수 있다는 이론이다. 이러한 사고방식은 사실 고대로부터 있어왔지만 서구의 치료방식에 의해 잊혀져왔다. 나는 이 거대한 상업자본주의 의료시장에 맞서 싸우고 있는 개척자들에게 무한한 존경을 바친다. 그들의 위대한 행동은 수그러드는 나의 의지를 채찍으로 일깨워주었다. 비록 의견의 일치를 보지 못하는 세세한 부분도 있지만, 전반적으로 보면 우리는 같은 봉우리를 다른 경로로 오르는 산악인과 다를 것이 없다. 돈과 명예라는 봉우리가 아니라 고통받는 환자들을 완치한다는 양심의사의 봉우리 말이다.

콜린 캠벨은 이 개척자 중의 한 명이다. 재미있는 것은 그가 코넬대학에 입학한 이유가 '우유와 고기의 단백질을 어떻게 하면 잘 활용할 것인가를 연구하기 위해서'였다니 그의 반전은 참으로 흥미롭다. 그러나 그는 연구를 거듭할수록 우유와 고기가 거의 재앙에 가까운 음식이라는 결론을 내리게 된다. 상업자본주의에 맞서는 그의 정의감은 이 시대에 아주 보기 드문 일이다. 그는 자본세력의 하수인이 되는 것을 거부하고 학문의 방향을 완전히 반대로 바꾸었다. 뉴욕타임즈는 그의 저서 〈무엇을 먹을 것인가〉를 음식과 영양학의 전 분야 중에서 '그랑프리'라고 표현했다. 그에게는 두려움이 없다. 아무도 그에게 돈을 주고 시키지 않았음에도 불구하고, 서구식단을 장악하고 유지하려는 가공식품산업과 육류식품산업의 밀실야합과 금권정치를 통렬하게 비판하고 저항하기 시작했다. 그는 우리 인간이 무엇을 어떻게 먹어야 할 것인지에 대해서 확신에 찬 어조로 저항하기 시작했다. 또한 그는 오랫동안 미국에서 가장 유명한 영양학과의 대학생들을 가르쳤고, 이제 21세기에는 그에게서 배운 학생들이 새로운 영양학(하지만 700만년 진화해온 인간 원래의 식습관)의 기초를 닦게 될 것이다.

네이슨 프리티킨Nathan Pritikin 또한 기존의 관념을 뛰어넘는 용기 있는 인물의 전형이다. 나는 그를 직접 만난 적은 없지만 오랫동안 그의 책들을 읽어왔다. 또한 그가 가르쳤던 제자와 함께 일한 적도 있어서 그를 잘 안다고 할 수 있다. 프리티킨은 엔지니어였지만 평생 의학과 영양학 분야를 연구한 학자이기도 하다. 그는 멕시코 북부에 사는 타라후마라 인디언Tarahumara Indian에 관심을 가지고 연구해왔다. 그들은 오늘도 녹말음식(복합탄수화물)을 먹고 내일도 녹말음식을 먹었지만 심장병이나 암과 같은 만성질환에 걸리지 않았다. 그는 이 같은 스타일이 서구인들이 본받아야 할 식습관임을 확신하고 그의 전 인생을 이 메시지를 알리는데 헌신했다. 그가 강조하는 음식은 채소, 과일, 통곡물, 그리고 아주 적은 양의 고기와 생선이었다. 저지방에 섬유질이 많은 음식을 주식으로 하되 유산소운동을 함께하면 건강에 거의 문제없이 장수한다고 주장했다.

프리티킨은 의대를 졸업하지 않았다. 당연히 학위도 없었고 명성도 없었으므로 의료계는 그의 연구를 거들떠보지도 않았다. 그럼에도 그는 소신을 굽히지 않고 그의 이론에 비판을 가하는 사람들과 맞서 싸웠다. 1985년 그가 사망한 후에야 비로소 그의 의견이 옳은 것으로 판명나기 시작했다. 그의 시신은 유언에 따라 부검을 하게 되었다. 뉴잉글랜드저널은 그의 부검결과를 발표했는데 '놀랄 정도로 깨끗한 몸'이라고 논평했다. 프리티킨의 동맥혈관에서는 어떠한 지방질과 석회질도 발견되지 않았다. 부검을 주도했던 의사는 그의 몸이 '10대 소년의 몸처럼 깨끗했다'고 놀라워했다.[1]

한스 디일Hans Diehl은 네이슨 프리티킨과 함께 공부를 한 사람으로 평생 지속가능한 식생활을 위해서 본인의 프로그램을 운영했다. 동맥혈관증진 프로그램CHIP을 운영하면서 각종 단체나 지역을 방문해서 나쁜 음식습관을 바꾸는 교육을 진행했다. 나 또한 그 프로그램의 수많은 강연에 초청강사로 참여했다. 그와 함께 일하면서 대규모 인원을 대상으로 동시에 의견을 나눌 때 어떻게 해야 그들을 납득시킬

수 있는지 등에 관해서 많은 것들을 배울 수 있었다.[2]

뉴저지주 가정의학과 의사인 조엘 펄먼Joel Fuhrman 박사도 채식주의의 장점을 널리 알려온 선구자로 유명하다. 그는 그의 건강메시지를 미전역에 전파하는데 지금도 동분서주하고 있으며 베스트셀러로 유명한 〈내 몸 내가 고치는 기적의 밥상〉Eat to Live과 〈아이를 변화시키는 두뇌음식〉DiseaseProof Your Child의 저자이기도 하다.

그러나 지난 20여 년 동안 발표된 저지방음식 프로그램 중에서 나의 생각과 가장 비슷한 사람은 딘 오니시Dean Ornish 박사일 것이다. 나는 그와 20여년을 교류해왔으며 그의 성과에 존경을 보내는 지지자 중 한 명이다. 그는 내가 근무하던 클리브랜드 클리닉에서 강연도 했으며 심장혈관질환에 관련된 각종 세미나에 같이 참여했다. 심장혈관질환과 관련된 전 세계 각종 프로그램을 통틀어서, 그와 나의 프로그램은 심장질환을 치료하는데 있어서 거의 동업자적인 성격을 가지고 있을 만큼 유사하다.

위에서 언급한 것처럼 나의 첫 실험은 1985년에 시작해서 12년 동안 계속되었다. 나의 실험목적은 아주 단순명료했다. 식물식중심의 식사와 콜레스테롤 저하제를 사용해서 내 환자들의 콜레스테롤 수치를 150mg/dL 이하로 끌어내리는 것, 바로 그것이었다. 나는 이 실험기간 동안 완벽을 기해서 원칙을 지키려고 노력했다. 처음 5년 동안은 2주마다 환자들을 만나서 반드시 진찰을 한 다음 경과를 확인했고, 다음 5년 동안은 한 달에 한 번씩 진찰을 해서 분석했다. 마지막 2년 동안은 3달에 한 번씩 환자들을 만났다. 실험에 참여한 환자들은 모두 중증환자들이었다. 그러니까 몸이 좀 안 좋은 환자들이 아니라 오늘내일 죽는 날을 절망적으로 기다리는 환자였다는 말이다. 심장을 둘러싸고 있는 3개의 관상동맥에 모두 심각한 문제가 있는 중증환자였다. 대부분 바이패스시술이나 혈관확장시술을 여러 번 받았지만 실패했던 환자였다. 몇 명은 두 번 이상 시술을 받았지만 실패한 환자였다. 또한 몇 명은 심장전문의가 '더 이상의 수술은 의미가 없습니다'라는 말을 들어야만 했고, 집으로 돌아가서 발코니의 흔들의자에 앉아서 모기만한 목소리로 가족들과 함께 재산상속과 장례절차를 얘기해야 하는 환자들이었다.

오니시 박사의 초기 연구 또한 대단한 반응을 이끌었다. 그는 내가 첫 실험을 시작한 때와 비슷한 시기인 1986년에 새로운 실험을 감행했다. 나처럼 그도 식물식중심의 식단과 동맥경화질환과의 연관성에 중점을 두었지만, 콜레스테롤 수치에 대해서는 크게 관여하지 않았다. 당연히 콜레스테롤 저하제도 사용하지 않았다. 그의 환자들도 심장을 둘러싸고 있는 3개의 관상동맥에 모두 심각한 문제가 있는 중증환자들이었다. 또한 그의 환자들은 식물식 외에도 명상과 같은 심리적인 치료도 병행했고 운동 프로그램에도 참여해야 했다. 오니시 박사는 유사한 질환이 있으면서 일반적인 병원 치료를 받고 있는 환자들을 다른 그룹으로 묶어서 실험그룹과 비교분석했다.

내 실험은 '식물식이 혈관질환에 미치는 영향'이라는 확고한 주제가 있었으므로, 관상동맥질환에 효과가 있을 수 있는 운동이나 명상 같은 것들을 배제했다. 나는 환자들에게 프로그램에서 원하는 음식습관을 충실히 따라준다면 다른 것들은 문제가 되지 않는다고 말했다. 나는 환자들이 오직 음식에만 집중해주길 바랐다. 생활습관을 바꾸라는 요구사항이 너무 많으면 그들이 힘들어 할 것이고 한 곳에 집중하기 힘들다고 생각했기 때문이다. 명상과 운동의 이점은 이미 널리 알려져 있다. 무리하지만 않는다면 그것은 그들의 자유에 속하는 문제다. 명상을 원하면 그렇게 하도록 내버려 두었고 운동을 원하면 또 그렇게 하도록 했다.(수영이나 조깅을 하는 환자들도 있었지만 대부분 걷기를 선택했다) 환자 중의 2명은 실험 시작 전에 이미 몸을 움직이기 힘들 정도의 심각한 중풍에 걸렸기 때문에 운동을 전혀 할 수 없었다. 그러나 그 2명도 꾸준히 식물식을 실천한 결과 지금은 다른 환자들과 똑같은 결과를 볼 수 있었다. 걷기도 하고 뛰기도 한다는 말이다. 동맥경화질환 때문에 운동을 할 수 없는 환자들은 절대 낙담할 필요가 없다. 식물식을 실천해서 새로운 인생을 살게 된 나의 환자들이 그 증거가 아니고 무엇이겠느냐 말이다.

실험을 시작하고 1년이 지난 후에 오니시 박사는 결과를 발표했다. 12달이 지나면서 그의 실험에 참여한 환자들은 병원치료환자 그룹에 비해 증세도 약화되었고 협심증의 횟수도 대폭 줄어들었다. 혈관조영술로 확인해본 결과 실험그룹 환자들의 동맥혈관질환이 크게 호전된 것으로 나타났다. 또한 5년이 될 때까지 꾸준히 호전되는 것을 확인할 수 있었다. 추가로 실시된 '양전자 방사 단층촬영'PET-scan 결과 5년 동안 꾸준히 식물식을 실천한 환자들은 질병의 99%가 호전되거나 사라졌다. 1년 후의 결과와 5년 후의 결과를 보면, 식물식이 질병에 미치는 직접적인 연관성을 손쉽게 확인할 수 있었다.

오니시 박사는 실험그룹 환자들에게서 25가지의 개선효과를 발견했다고 발표했다. 또한 전통적인 치료를 받은 병원환자그룹에 비해서 병의 증세가 2.5배나 감소했다. 나는 그의 프로그램에 가입해서 건강을 회복한 수많은 환자들을 만났고 그에 대한 칭송을 들을 수 있었다. 오니시 박사의 프로그램은 소문에 소문이 꼬리를 물어 미전역으로 확산되었음은 물론이다.

내 실험에 대해 다시 말해보자. 나는 실험이 끝난 후 5년이 지나서 실험결과를 세상에 알리기 시작했다. 협심증은 모든 환자에게서 감소되었고 몇 년 후에는 완전히 사라졌다. 혈관조영술로 확인한 환자들의 상태는 그야말로 놀랄 정도로 깨끗해졌다. 콜레스테롤 수치는 평균 137mg/dL까지, LDL 수치는 평균 77mg/dL까지 떨어졌다. 12년이 지나 이 실험을 공식적으로 마칠 때 쯤 18명 중에서 17명이 실험시작 이후 한 번도 혈관질환이 발생하지 않았다는 내용을 발표할 수 있었다.(식물식을 잘 실천하지 않은 환자 1명은 바이패스시술을 받아야 했다) 그리고 내가 6장에서 언급한 것처럼 모든 환자들은 지금도 활기차게 생활하고 있음은 물론이다.

내가 아는 한도 내에서는, 12년 동안의 실험은 의학역사상 동맥경화와 심장질환 치료에 관해서는 가장 긴 실험으로 기록될 것이다. 오니시 박사와와 나의 실험에서 분명하게 볼 수 있는 것처럼, 가장 중요한 것은 환자들에게 완치될 수 있다고 설득해서 프로그램에 가입하게 하는 것이다. 접근방법은 둘 다 조금씩 다르지만 목적은 똑같았다. 지방으로 찌든혈관을 청소해서 심장병을 멈추게 하고 병의 잔뿌리까지 완전히 제거하는 것, 바로 그것이었다.

어른들을 치료할 수 있다면 어린이들은 어떻게 할 것인가? 우리 앞에는 또 다른 심각한 과제가 놓여있다.

찰스 애트우드Charles Attwood 박사가 그 일을 시작했다. 그는 〈어린이를 위한 애트우드의 저지방식단〉Attwood's Low-Fat Prescription for Kids 이라는 책을 1995년에 출간했다.[3]

12살 정도면 이해할 수 있도록 쉽게 써진 이 책에 의하면 미국 어린이의 70%가 장차 심장병에 걸릴 가능성이 있을 정도로 동맥혈관이 심하게 막혀있다는 것이다. 애트우드 박사는 어린이와 사춘기 청소년에게는 식물식이 안 좋다는 잘못된 상식을 깨는데 수많은 이론을 펼쳐보였다. 그 잘못된 상식들은 가령 '어린이가 식물식을 하면 성장에 필요한 영양분과 에너지를 충분히 섭취하지 못한다거나, 식물식에는 칼슘과 단백질과 철분이 부족하다거나, 비만이나 콜레스테롤 문제는 아이가 성인이 된 다음에 해결해도 된다'는 것들인데, 어느 것 하나도 진실이 아니라고 주장한다.

오랫동안 소아과의사로서 바쁜 생활을 해온 애트우드 박사는 어린이들이 저지방 식사를 할 수 없도록 방해하는 장애물을 제거하는데 강한 책임감을 느꼈다. 그는 어린이들도 반드시 유제품과 육류와 생선과 기름을 식단에서 제거해야 한다는 주장을 해온 용기있는 소아과 의사다. 특히 명망 높은 벤자민 스포크Benjamin Spock 박사에 의해 커다란 지지를 받았는데 스포크 박사는 이 책의 서문도 써주었다.

이 책이 출간되고 나서 비슷한 유형의 책들이 쏟아져 나오기 시작했고 인터넷 등에서 논쟁도 활발해졌다. 그러나 지금은 그리 새로운 이론도 아니고 당연한 일로 여겨지게 됐다. 부모들도 저지방 및 식물식 중심의 식사가 나중에 어른이 되었을 때 심장병 및 각종 암으로부터 예방해준다는 생각을 모두 갖게 된 것이다.

그렇다면 아이들도 식물식음식을 맛있게 먹을 수 있을까?

너무나 당연하다고 외치는 사람이 있으니 바로 앤토니아 데마스 Antonia Demas 박사다. 그녀는 뉴욕주의 트루먼스버그에서 실시한 실험에 관한 논문으로 1990년대에 코넬대학에서 영양학 박사학위를 받았다. 실험은 4세부터 초등학교 4학년까지의 아이들이 직접 준비하고 요리하고 먹은 식물성음식에 관한 것이었다. 그녀는 논문에서, 아이들에게 직접 요리법과 영양성분을 알려주면, 아이들이 실제로 건강한 저지방 음식을 선택하고 아주 열심히 만들어서 맛있게 먹더라는 것이다. 그의 논문 〈초등학교의 요리교육〉Food Education in the ElementaryClassroom은 이 실험을 근거로 만들어졌는데 나중에 수많은 상을 수상하면서 국제적인 주목을 받았다.

데마스는 현재 뉴욕 트루먼스버그Trumansburg에서 요리연구학교 Food Studies Institute를 운영하고 있다. 그녀는 이 학교에서 어린이의 장기적인 건강과 교육에 집중하는 데에 헌신하고 있다. 2001년에 그녀는 〈음식이 기초다〉Food is Elementary라는 책을 출간했는데. 초등학교의 커리큘럼에 음식, 영양, 문화, 예술 등을 넣어서 종합적으로 교육해야 한다는 내용이다. 데마스의 요리학교는 미국 내 수많은 초등학교들과 연합해서, 저지방 및 고섬유질 음식 위주의 급식프로그램을 선택하도록 권유하고 있다. 또한 아이들이 요리와 영양을 같이 배울 수 있도록 학부모를 설득하는데도 온 힘을 기울이고 있다.

나는 위에 열거한 선각자들이 나의 친구라는 점을 영광으로 생각한다. 그러나 식물식의 이점과 지혜를 널리 알리는 이러한 활동에도 불구하고, 수많은 적들이 우리 앞에 만리장성을 쌓고 있다. 바로 값비싼 의료기기로 무장한 의료계와 엄청난 자금을 동원해 광고와 로비를 대포처럼 쏘아대는 축산업계와 식품산업계가 그들이다. 나의 친구 오니시 박사는 무엇이 우리의 병을 치료하는지 잘 알고 있는 우리에게 직면한 딜레마를 아주 짧은 말로 요약했다. "인간의 배를 칼로 째고 꿰맨 다음 석유에서 추출한 화학약품을 그곳에 투하하는 것을 첨단의학이라고 주장하는 사람들이 있다. 그들은 균형 잡힌 식물식을 하라고 부탁하는 것이 급진적이라고 말한다. 나는 그들의 이론을 이해할 수 없다."

멋진 말이 아닐 수 없다.

Prevent
and
Reverse Heart Disease

| 12장 |

모든 병의
원인은
지방 때문이다

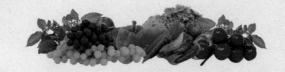

• • •

발기부전이란 콜레스테롤이 증가해서 혈관질환이 발생할 가능성이 있을 때, 반드시 나타나는 전
조증상임이 밝혀진 것이다. 뇌의 흥분상태가 계속될 때, 피가 남자의 성기 쪽으로 몰려서 발기
가 된다는 것을 생각한다면 너무도 자연스런 현상이다. 혈액순환이 좋으면 당연히 성기의 발기
상태도 좋다는 사실을 누구나 알 수 있는데도, 발기부전으로 비뇨기과를 찾는 이유를 나는 도대
체 알 수가 없다. 식물식중심의 식사는 심장병 뿐만 아니라 성기능을 개선하는데도 탁월한 효과
를 볼 수 있다는 것이 불을 보듯이 자명해졌다.

Prevent
and
Reverse Heart Disease

건강보험이란 돈을 먹는 하마와 같은 산업이다. 이 건강보험을 획기적으로 변화시키지 않는다면 우리는 엄청난 재앙을 맞이할 것이다. 미국은 이 건강보험에 2014년도 미국내 총생산의 1/15에 해당하는 금액을 쏟아 부었다.[1] 이 추세대로 갈 경우 21세기 중반이 되면 메디케어Medicare(미국 내 65세 이상의 노인에게 해당되는 의료보험제도: 옮긴이)에만 미연방예산의 40%가 사용될 것이다. 이 예산은 미국을 파산으로 이끌 것이 뻔하다. 그리고 그 예상은 이미 고통스러운 현실로 곳곳에서 벌어지고 있다.

한때 전 세계에서 가장 규모가 크고 강력했던 자동차회사인 제너럴 모터스General Motors는 가혹한 사업축소를 통해서 북미지역에서만 3만 명 이상의 인원을 감축한 바 있다. 그 가장 큰 이유는 무엇이었을까? 바로 GM의 근로자 및 은퇴근로자들에게 들어가는 건강보험비용 때문이었다. 이 비용은 GM이 생산하는 자동차 한 대당 1,500불(165만원)의 추가비용을 발생시켰다. 제너럴 모터스 혼자서는 도저히 해결할 수 없는 문제였던 것이다. 스타벅스도 마찬가지다. 스타벅스는 지난 30여 년 동안 세계에서 가장 빨리 사업을 성장시켜온 회사다. 그런데 최근에는 커피원두를 구입하는 금액보다 건강보험에 지불하는 금액이 더 크다고 발표한 바 있다.

미국의 모든 산업분야에서 고용주들은, 근로자들이 보험료를 더 많이 내게 하거나 의료보험의 보장혜택을 낮추기 위해 필사적인 노력을 기울이고 있다. 노조 또한 건강보험비용이 회사의 이윤을 심각하게 갉아먹고 있기 때문에, 물가상승만큼의 임금인상을 얻어내기 위한 협상도 쉽지 않다는 것을 알게 됐다. 따라서 미국의 기업가들은 미국내 공장을 폐쇄하고 임금과 건강보험료가 더 저렴한 외국으로 공장을 이전하고 있는 실정이다. 미국 내 공장근로자들은 계속 줄어들고 있으며, 직장을 잃은 많은 사람들은 보험이 전혀 없는 상태로 방치되어가고 있다.

자 우리는 어떻게 해야 할까? 나는 여기에 근본적인 해결책을 제시하고자 한다. 만성질환을 우리 몸과 세상에서 영원히 몰아내면 된다. 이것은 불가능한 목표가 절대 아니다.

미국인의 의료비는 더 이상 지출이 불가능할 정도로 심각한 단계에 와있다. 심장병, 중풍, 고혈압, 당뇨병, 유방암, 전립선암, 결장암 등 만성질환에 들어가는 비용은 가히 천문학적인 금액이다. 심장병과 마찬가지로 이러한 만성질환은 독성물질을 몸속에 마구 구겨 넣는 서구식 음식습관의 쓰디쓴 열매인 것이 분명해졌다. 목격하지 않았는가? 2번 3번 재수술을 이어가다가 결국 싸늘하게 식은 얼굴 위에 하얀 천을 덮던 순간을 당신은 어찌 기억하지 못하는가 말이다. 기존의 병원시스템에 의존하는 방식으로는 심장병을 절대 치료할 수 없다. 당연히 예방은 더욱 불가능하다. 유방암에 걸려 유방을 절제하거나, 전립선 암을 근본적으로 제거하거나, 결장의 암조직을 절제하는 일은 매우 고통스러운 일이다. 또한 외모를 망가뜨릴 뿐만 아니라 행복한 가정이 파탄 날 때까지 천문학적인 비용을 빨아들인다. 뿐만 아니라 근본적인 문제를 절대 해결하지 못한 채 암의 잠복기를 연장해줄 뿐이다. 의사와 병원에 의존하는 한 당신은 절대 그 감옥에서 벗어날 수 없다. 수술하면 낫는다던 당신의 형제에게 일어났던 그 끔찍한 최후를 당신은 잊었는가 말이다.

나의 실험은 심장의 혈관, 즉 관상동맥에 관련된 질환에 국한해서 실시한 것이었다. 식물식중심의 식사가 어떻게 심장을 치료하고 예방하는가에 대한 실험이었다. 그러나 해를 거듭할수록 식물식이 다른 만성질환도 똑같이 치료한다는 사실을 깨닫게 되었다. 어찌 보면 당연하지 않은가? 인간의 몸을 구석구석 누비고 있는 혈관의 길이가 12만 km다. 이것은 지구를 3바퀴나 돌 수 있는 길이다. 그러니까 우리 몸에 혈관이 닿지 않는 곳이 없다는 말이다. 나는 단순히 심장의 동맥(멈추면 사망하므로 가장 중요하다)만 콕 집어서 말했지만, 고혈압, 당뇨, 비만을 비롯한 모든 만성질환도 결국은 혈관의 문제인 것은 자명하다. 혈관이 살아나면 병이 낫는다는 것이고 혈관을 깨끗하게 유지하면 평생 건강하게 장수한다는 말과 무엇이 다르다는 말인가? 이렇게 자명한 결론이 있는데도 불구하고 당신은 지방과 콜레스테롤이 가득한 고기, 생선, 계란, 우유, 유제품, 식물성기름을 건강식으로 계속 먹겠는가?

예를 들어 뇌졸중, 즉 중풍에 대해 얘기해보자. 중풍은 심장에서 뇌로 가는 혈관이 막혀서 발생하는 병으로 미국 내 사망원인 3위(1위 심장병, 2위 암, 3위 뇌졸중, 4위 사고로 인한 사망)에 해당한다. 당신이 만약 심장병을 치료하고 예방하는 음식을 먹는다면 당신은 중풍을 치료하고 예방하는 음식을 먹는 것이다. 심장이 혈관으로 둘러 싸여 있는 것처럼 뇌와 심장 또한 혈관으로 연결되어 있기 때문이다.

중풍에는 2가지 종류가 있는데 뇌출혈과 뇌경색이 그것이다. 뇌출혈은 발생빈도가 좀 낮은 것으로, 혈관의 압력이 증가해서 뇌 속의 혈관이 터지는 현상이다. 동맥 안쪽의 압력이 증가하는 현상을 동맥류라 하는데, 식물식을 하게 되면 비록 유전적 결함이 있는 사람이라고 할지라도 뇌출혈의 원인이 되는 동맥류를 근본적으로 치료할 수 있다. 식물식은 심장에서와 똑같이 혈압을 낮추고 손상된 혈관내벽을 치료하기 때문이다.

그러나 현대인에게 가장 많이 발생하는 중풍은 뇌경색이다. 대형병원에 가보라. 뇌경색으로 누워있는 환자들이 2차 세계대전 야전병원의 환자처럼 즐비하다. 그러나 이들에게는 더 좋은 소식이 있다. 뇌출혈은 한번 발생하면 치료방법이 거의 없지만 뇌경색은 시간이 아직 남아 있기 때문이다. 뇌경색의 원인은 지방과 콜레스테롤이 혈관을 막아서, 뇌에 영양분과 산소의 공급을 차단하기 때문에 생긴다. 관상동맥질환이 심장으로 가는 혈관이 막혀 피가 흐르지 못해서 생기는 것처럼 원인은 똑같다. 그러나 약간 다른 면도 있다. 병든 혈관내벽에서 색전이라는 파편이 떨어져 나와 동맥에 쌓이게 되는데, 이 파편이 혈관을 타고 흘러가다가 혈관이 너무 작아져서 통과할 수 없게 되면 사고가 발생한다. 결국 혈관이 막히게 된다는 말이다. 이런 현상은 우리 신체의 모든 부분에서 똑같이 발생한다. 신장, 위장, 다리, 팔, 얼굴, 심지어는 눈에도 혈관이 뻗어 있으므로 어디든지 막히면 발생부분의 이름에 따라 병명이 붙게 된다는 말이다. 뇌에 영양분과 산소를 공급하는 그 혈관이 막히면, 그 이름을 중풍이라 부를 뿐이다.

1990년대 파리의 내과의사 피에르 아라망코Pierre Aramenco는 중증의 혈관질환을 앓고 있는 남자들을 대상으로 한 연구를 시작했다. 초음파 탐촉장치를 식도 쪽으로 넣어서 각 환자의 상행대동맥 안에서 자라나고 있는 죽상동맥경화증의 잔해인 플라크의 두께를 측정했다. 상행대동맥이란 심장에서 직접 올라가서 뇌로 뻗어 있는 가장 큰 크기의 동맥을 말한다. 그는 3개의 그룹으로 나누었다. 대동맥 안쪽에 붙어있는 플라크의 두께가 1mm 이내인 환자들을 A그룹, 1~3.9mm의 환자들을 B그룹, 3.9mm 이상의 환자들을 C그룹으로 나누었다. 아라망코 박사는 그들을 3년 동안 지켜보았다. 결과는 당연했다. 플라크의 두께가 두꺼울수록 색전의 숫자가 많았고 당연히 중풍에 걸리는 사람도 증가했음을 알게 되었다.(그림 16참조)

지방으로 인해 발생한 플라크가 혈관 내에 형성되면 여러 가지 현상이 발생한다. 예를 들어 플라크가 있는 대동맥이 바이패스시술 중에 막혀버리면, 플라크에서 조각들이 떨어져나가고, 그 조각들이 혈

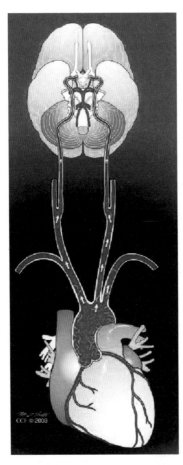

| 그림16 | 심장에서 뇌로 뻗어 있는 대동맥그림으로, 큰 혈관이나 대동맥에서 떨어져 나온 플라크가 색전이 되면, 뇌로 가는 혈관을 막아서 뇌졸중의 원인이 될수 있음을 보여준다.

관 속으로 들어가 혈액의 흐름을 느리게 한다. 초음파를 통해서 뇌동맥을 모니터해보면, 플라크 조각들이 뇌 속으로 흘러 들어가는 소리를 직접 들을 수 있다고 초음파 전문가들은 증언한다. 환자가 수술 중에 사망할 경우, 나중에 부검을 해보면 뇌에 플라크 조각들이 발견되기 십상이다.

관상동맥질환으로 바이패스 수술을 받다가 혼수상태에 빠지거나 사망하는 이유가 수술 때문이라는 것은 참으로 공포스러운 일이다.[3] 한편 신경방사선과 의사들에 의하면, 자기공명사진MRI을 사용해서 50대 이상 미국인의 뇌를 들여다보면 거의 대부분 흰색반점들을 발견할 수 있다고 말한다. 이 흰색 반점들은 아주 작고 당장 증상도 없지만 장차 중풍이 올 수 있음을 암시하는 것이다.(그림 17과 18 참조) 이처럼 작은 중풍의 징조들은,

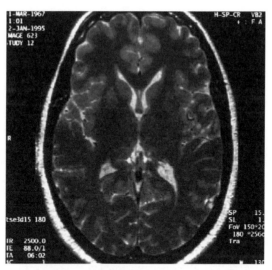

| 그림17 | 건강한 사람의 뇌를 MRI로 찍은 사진.

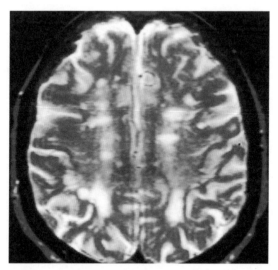

| 그림18 | 심한 중풍에 걸린 사람의 뇌를 MRI로 찍은 사진. 크고 작은 흰색 반점이 뇌에 차 있는 것을 알 수 있다.

인간 뇌의 강한 복원력 때문에 큰 문제를 일으키지 않는다. 그러나 계속될 경우 기억력 감퇴의 원인이 되고 결국은 되돌릴 수 없는 치매가 발생한다. 최근의 한 연구에 의하면 이러한 '침묵의 뇌경색'이 치매의 위험을 2배 이상 발생시킨다고 보고하고 있다.[4]

나는 치매를 비롯한 노인성 정신장애의 절반 이상이 뇌혈관의 손상에 원인이 있다고 믿고 있다. 얼마 전 스웨덴에서 수백 년 동안 계속해온 실험에서는 뇌혈관이 손상된 사람의 1/3 이상에게서 치매증상을 보였다고 발표했다. 또 다른 보고서에서는 1/2 이상이 치매증상을 보였고 대부분의 정신적 장애는 뇌로 가는 동맥혈관이 막혀서 피의 공급이 원활하지 않은 것이 원인이라고 밝힌 바 있다.[5] 55~94세의 장년과 노인을 대상으로 한 비슷한 연구가 네델란드에서도 있었다.[6] 여기에서 이들은 인간 뇌의 활동성을 파악하기 위해서 각종 받아쓰기 실험을 실시했다. 결과는 아주 분명했다. 동맥혈관질환을 겪었거나 뇌의 순환에 손상을 입은 사람들은 동맥이 깨끗한 사람에 비해서 받아쓰기 시험성적이 현저히 낮다는 사실을 밝혀낸 것이다. 나이 차이는 전혀 문제가 되지 않았다. 동맥혈관의 건강상태가 시험결과에 정확히 비례했다는 실험결과였다.

어쩌면 이것은 별로 놀랄만한 사실도 아니다. 뇌로 가는 동맥이 막히는 것이나 심장으로 가는 동맥이 막히는 것이나 병 이름만 다를 뿐 결국 혈관이 막혀서 생긴 병이다. 병 이름만 다를 뿐 원인은 똑같다는 말이다. 지나친 지방과 콜레스테롤이 혈관의 안쪽에 있는 내벽에 치명적인 상처를 주어서 생긴 것이다. 따라서 치료방법도 동일하다. 혈관에 상처를 주는 음식을 식탁에서 몰아내고 상처를 치료하는 음식을 먹으면 되는 것이다. 이보다 쉬운 이론이 어디 있으며 이보다 쉬운 실천방법이 세상에 어디 있다는 말인가? 나이가 들어간다고 해서 심장병에 걸리는 것은 절대 아니다. 나이가 들어간다고 해서 치매에 걸리는 것도 절대 아니다. 대부분의 중풍이나 치매 또한, 심장병이 그런 것처럼 사망할 때까지 한 번도 겪지 않을 수 있다. 당신의 동맥과 대동맥을 포함한 모든 혈관들은 90세가 되어도 9살 어린이의 혈관처럼 선명하고 깨끗하게 유지할 수 있다는 말이다. 수십 년 동안 이 한 분야만을 연구해온 내가 장담한다.

내 심장병 환자 중에 2명이 우리 프로그램에 가입하기 전에 중풍에 걸린 적이 있었다. 윌리엄 모리스William Morris라는 환자는 중풍을 한번 겪었고, 에밀 허프가드Emil Huffgard라는 환자는 3번을 중풍으로 고생했다. 결국은 걸을 수 없을 정도로 장애를 입고 말았다. 그러나 20년 후에도 그들은 멀쩡하게 살아있다. 젊은 시절처럼 다시 걷고 있었으며 그 이후로 다시는 중풍에 걸리지 않았다. 심장병을 치료하기 위해 시작했던 식물식중심의 식사가 그들의 중풍도 치료했음은 당연한 결과다. 심장병이든 중풍이든 고혈압이든 당뇨병이든 모두 혈관문제라는 말이다. 이 모든 끔찍한 질병들은 음식만 바꾸면 깨끗이 치료될수 있다는 말이다.

나는 이 책 앞부분에서 환자들의 성기능도 뚜렷하게 개선되었음을 언급한 바 있다. 최근의 수많은 연구결과들은 심장혈관질환과 성기능 사이의 연관성이 아주 뚜렷하다는 것을 입증시켜주었다. 2005

년 겨울 한 보고서가 발표되었다. 3,816명의 발기부전이 있는 남성들과 발기부전이 없는 4,247명의 남성들을 대상으로 7년간에 걸친 실험결과였다.[7] 실험이 시작되기 전에 발기부전이 있었던 사람들이나 실험기간 중에 발기부전이 발생한 사람들 모두, 발기부전이 없는 사람들에 비해 혈관질환으로 인한 문제가 45% 이상 높게 발생했다. 발기부전이란 콜레스테롤이 증가해서 혈관질환이 발생할 가능성이 있을 때, 반드시 나타나는 전조증상임이 밝혀진 것이다.[8] 뇌의 흥분상태가 계속될 때, 피가 남자의 성기 쪽으로 몰려서 발기가 된다는 것을 생각한다면 너무도 자연스런 현상이다. 혈액순환이 좋으면 당연히 성기의 발기상태도 좋다는 사실을 누구나 알 수 있는데도, 발기부전으로 비뇨기과를 찾는 이유를 나는 도대체 알 수가 없다. 이러한 증거들을 바탕으로 유추한다면, 식물식중심의 식사와 함께 생활습관을 바꾼다면 심장병을 피할 수 있을 뿐만 아니라 성기능을 개선하는데도 탁월한 효과를 볼 수 있다는 것이 불을 보듯이 자명해졌다.

해가 거듭될수록 과학은 더욱 발전했고 우리는 현명해졌다. 고기를 많이 먹어야 힘이 난다고 알던 우리가, 산과 들에 널려있는 '싸구려 음식'이 보약이라는 숨겨진 진실을 알게 된 것이다. 우리는 많이 알면 알수록 지방이 많은 식습관을 버리고 우리의 식탁을 채소와 과일과 통곡물로 풍성하게 채워야만 건강해진다는 것을 알게 되었다. 그것만이 질병을 예방하고 상처를 치유하며 우리의 건강을 향상시켜주기 때문이다.

진실은 항상 단순한 법이다.

| 13장 |

당신의 혈관은
9살 어린이처럼
깨끗해질 수 있다

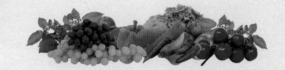

• • •

나는 그 의사들에게 묻고 싶다. 고통을 통째로 없애주는 프로그램이 있다고 말해본 적이 있는가? 더 이상의 고통스런 바이패스시술도, 혈관조영술도, 스텐트시술도 필요없다고 말해본 적이 있는가? 우리 몸의 모든 혈관시스템을 정화시켜서 9살 어린이의 깨끗한 혈관으로 되돌린 다음 죽을 때까지 유지할 수 있는 방법이 있다고 말해본 적이 있는가? 당신이 이렇게 말한다면 어떤 환자가 귀를 기울이지 않겠는가 말이다.

1969년 내가 처음 클리브랜드 클리닉에서 의사로서 첫발을 내딛 었을 때, 고참 의사들이 많아서 라커룸이 쉽게 나지 않았다. 여차저 차해서 나는 레네 파발로로Rene Favaloro 박사와 같은 라커룸을 사용 하게 되었다. 당시 라커룸은 알파벳순으로 정해져 있었는데 내 이름 은 E로 시작했고 파발로로 박사는 F로 시작했기 때문에 한 방을 사용 하게 된 것이다.

아르헨티나 출신의 파발로로 박사는 두뇌가 총명하고 가슴이 따 뜻한 의사였다. 1967년 5월 그는 심장수술 역사에서 혁명과도 같은 일을 처음으로 시작했다. 그는 환자의 심장에 붙어 있는 막힌 동맥을 잘라낸 다음, 다리의 정맥을 떼어내서 잘라낸 부분에 연결하는 수술 을 시작한 것이다. 이것이 지금 현대의 모든 병원에서 실시하고 있는 바이패스시술의 시초다. 떼어낸 다리의 정맥을 상향대동맥에 붙여 꿰맨 다음 막혀있는 관상동맥의 아랫부분과 연결시키는 관상동맥우회술을 세계 최초로 선보인 것이다. 그 후 몇 년에 걸쳐 그는 이 바이패스시술을 여러 방식으로 변형하고 발전시켜서 현대 바이패스시술의 창조자 및 개척자로 명성을 떨치게 되었다. 나는 가끔 이분과의 만남이 참 아이러니하다는 생각을 하곤 한다. 같은 라커룸을 사용하는 두 명의 의사가 완전히 다른 방식으로 동맥경화질환을 치료하는 의사가 되었기 때문이다.

그러나 파발로로 박사와 나는 각자의 치료방법에 대해 한 번도 언쟁을 해본 적이 없다. 2000년 7월 그는 숨을 거두기 얼마 전에 이렇게 말했다. "환자를 치료한다는 목적으로 첨단의학을 향한 나의 열정은 맹렬했지만, 그것을 예방해야 한다는 노력이 미약했음을 솔직히 고백합니다."[1] 특별한 경우가 반드시 있기 마련이다. 응급상황의 관상동맥환자는 바이패스와 같은 첨단의학에 의존해야 하는 경우가 있다. 그러나 나는 응급상황을 제외한다면, 음식을 통한 혈관치료과정에 모든 환자들을 참여시켜도 전혀 문제가 없다고 확신한다. 또한 나는 최근에 상당히 많은 심장병전문의들이, 심장병에 첨단의학을 접목시켜 엄청난 부를 만들어내는 의학산업에 의심어린 시선을 갖기 시작했다는 점을 기쁘게 생각한다.

스탠포드대학의 존 쿡John Cook 박사가 그런 의사 중 한 명이다. 혈관확장시술의 경우 당장 가슴통증을 멎게 하지만, 사람의 생명을 살릴 수가 없고 더욱이 심장병의 근본적인 치료에는 효과가 거의 없다는 것이 그의 주장이다. 미국에서 매년 실행되고 있는 혈관확장시술의 대부분은 전혀 불필요하다는 것이다. "내 의견은 이렇습니다. 심장병의사에게 부탁해서 풍선 카테터로 혈관을 넓히는 것보다 당신 스스로 혈관내벽의 상처를 치료하는 것이 훨씬 더 좋은 방법입니다. 만일 당신의 의사가 혈관확장시술을 해야 한다고 명령하듯이 말하면 그분에게 '저는 음식으로 치료하겠습니다'라고 말한 다음 병원 뒷문으로 빨리 빠져나오시기 바랍니다. 혈관확장시술은 응급상황(갑자기 심장마비가 왔을 때)이나, 다른 치료로도 증상이 회복되지 않을 때와 같은 특수한 경우에는 필요할 수 있습니다."[2]

LA 세다스-시나이 병원Cedars-Sinai Medical Center의 제임스 포레스터James Forrester 박사와 프레디먼 샤Prediman Shah 박사는 심장전문의들이 너무 빨리 혈관확장시술과 바이패스시술을 권한다고 비판했다. 그들은 "혈관조영술로는 심근경색이라는 병의 원인을 알아낼 수도 없고, 그것이 혈관을 재생시키는 데에도 기여할 수 없다는 확고한 결론에 이르게 되었습니다."[3]

많은 과학자들이 2005년 6월 2950명의 관상동맥질환 환자를 대상으로 메타분석한 결과를 의학잡지에 발표했는데, 오랫동안 만성질환을 앓아온 환자들에게는 어떠한 첨단수술도 심근경색을 치료할 수 없고 혈관을 지속적으로 재생할 수 없다는 것이다.[4] 1년 후에 클리브랜드 클리닉의 심장분야 수석의사인 리차드 크라스키Richard kraski 박사는, 협심증을 오랫동안 앓아온 환자에게 첨단의학적인 수술을 강행하는 것은 참으로 어리석은 일이라고 단호하게 잘라 말했다. "우리가 죽음을 예방할 수 없는 것처럼 심장마비도 예방할 수 없습니다. 스텐트를 사용해서 혈관확장시술로 막힌 혈관을 뚫었다고 하더라도, 다른 심장동맥에서도 언제든지 심장마비가 올 수 있기 때문입니다. 최고의 예방은, 결국 인체의 모든 혈관들을 평소에 잘 관리해서 위험요인이 발생하지 않게 하는 것뿐입니다."[5]

그러면 상업자본주의 병원과 의사들이 왜 그렇게 수술에 열광하는지 당신은 짐작했는가? 맞았다. 바로 돈 때문이다. 여기에서 존 맥두걸 박사가 쓴 〈어느 채식의사의 고백〉에 나오는 다음의 한 대목을 들어보면 당신은 더 확신을 하리라 믿는다.

미국내 심장병수술분야에서 권위를 인정받는 이 병원에서 일하면서, 나는 외과의사와 심장병의사들에게 수많은 결과물을 보여주었다. 나는 이 전문가들에게, 만일 그들의 환자를 보내주면 제2의 처방을 기꺼이 해주겠다는 제안도 했다. 그러나 내가 세인트 헬레나병원에 있는 16년 동안, 내가 제안한 제2의 처방은 물론 어떤 처방도, 병원에 있는 의사들에게 환영을 받지 못했다. 그러나 재미있는 것은, 내가 종종 병원의 의사 당사자나 그 아내나 아이들을 치료할 때는 그들이 진심을 가지고 치료에 임해주었다는 사실이다. 칭찬과 격려를 해주었음은 당연한 일이다. 그러나 그들은 어느 환자에게도 소문내지 않았다. 그러나 나는 나의 치료방법에 확신을 가지고 있었다. 음식으로 체중이 줄고 질병을 고친 내 환자들의 혈관검사결과를, 방사선과 의사들이 내게 계속해서 보내주었기 때문이다. 필름만 확인해도 혈관 및 동맥이 점점 깨끗해지고 있음이 분명했다. 내가 필요한 확신은 이것이 전부였다. 과연 무슨 의학적 치료가 더 필요하다는 말인가.

나는 그 병원에서 수없이 많은 사람들이 날씬해지고 질병에서 회복되는 것을 지켜보았다. 그러나 애석하게도 나의 프로그램은 그 병원에서는 번창하지 못했다. 내 책이 베스트셀러가 되고, 내가 TV와 라디오에 출연하면서 국제적인 명성을 얻고 있었음에도 말이다. 아마도 병원이란 장소는 수술과 약물처방을 관습적으로 되풀이하는 장소인 것이 분명했다. 하기야 나의 교육프로그램이 4천불(440만원)인데 반해, 혈관우회술은 10만불(1억 1천만원)인데 말해서 무엇하랴. 내가 아무리 치료를 잘해도 병원의 수입에는 별 도움이 안 되었을 것이 틀림없었다.

나는 다른 의사들보다 더 단순하게 말하고 싶다. 아니 단순하고 구체적으로 말하고 싶다. 육식과 지방섭취를 당장 중지하고 식물식을 통해서 콜레스테롤 수치를, 심장병이 전혀 발견되지 않는 지구촌 오지마을 수준까지 내리면 병은 저절로 낫는다고 말이다. 나의 환자들은 그렇게 했고 모두 병이 나았다. 1985년도에 '이것은 지구에 사는 인간 중에서 3/4에게는 전혀 발견되지 않는 병입니다'라고 주장하는 한 의사의 프로그램에 가입해서 기꺼이 식물식을 실천했던 환자들은 모두 심장병에서 해방되었다. 나는 그들에게 인간의 유전자와 95%가 유사한 침팬지들을 심장병에서 해방시킬 수 있다면 인간도 똑같이 해방시킬 수 있는 것 아니냐고 그들을 설득했고, 그들은 모두

내 실험에 적극 동참했다.

우리의 실험결과는 우리가 옳았음을 확인해주었다. 환자들은 내 실험에 동참하겠다고 결정했고, 식물식은 그들의 질병을 멈추게 했으며 어린아이와 같은 깨끗한 혈관으로 되돌려 놓을 수 있었다. 생생한 실험결과로 인해 관상동맥질환 치료에 관한 최고의 치료방법을 발견하게 된 것이다. 여러분 누구나 실험해볼 수 있고 결과를 눈으로 확인할 수 있다. 관상동맥질환은 존재할 필요도 없고, 존재한다면 반드시 9살 어린이의 혈관처럼 깨끗해질 수 있다.

이러한 진실을 잘 받아들이지 못하는 의사들에게서 가장 많이 듣는 이야기는 '우리 환자들은 그렇게 엄격한 식물식을 잘 실천하려고 하지 않아요'다. 환자들을 어떻게 설득했길래 환자들이 그런 말을 한다는 것인가? 나는 도저히 이해할 수 없다. 그렇다면 내가 30여 년 전 거의 죽어가는 관상동맥질환 환자들을 설득해서 성공했던 일은 거짓말이란 말인가? 왜 내게 온 환자들은 모두 식물식을 결정했고, 그들의 환자들은 모두 식물식을 하지 않기로 결정했다는 말인가.

나는 그 의사들에게 묻고 싶다. 고통을 통째로 없애주는 프로그램이 있다고 말해본 적이 있는가? 더 이상의 고통스런 바이패스시술도, 혈관조영술도, 스텐트시술도 필요없다고 말해본 적이 있는가? 우리 몸의 모든 혈관시스템을 정화시켜서 9살 어린이의 깨끗한 혈관으로 되돌린 다음 죽을 때까지 유지할 수 있는 방법이 있다고 말해본 적이 있는가? 당신이 이렇게 말한다면 어떤 환자가 귀를 기울이지 않겠는가 말이다.

크루즈여행의 배 안에서 강연을 한 적이 있었는데 강연이 끝나고 한 분이 흥분을 참지 못하고 내게 이런 말을 한 적이 있다. "평생 살아오면서 이렇게 병을 치료할 수 있다고 말한 사람은 당신이 처음입니다. 아무도 이런 말을 해주지 않았어요. 믿을 수 없는 일입니다." 내가 만난 많은 사람들은 그 동안 아무도 자기에게 진실을 말해주지 않았다고 분개했다. 이런 방법은 환자에게 돈이 들지 않는 방법이기 때문일 것이다. 다른 말로 표현해볼까? 나도 의사이기 때문에 잘 안다. 이런 방법으로는 의사들이 전혀 돈을 벌 수 없기 때문이다. 진료비 몇 푼 챙기자고 식물식을 권유할 의사가 세상에 없다는 것을 나도 잘 안다.

혈관질환 환자가 바이패스시술을 받을 경우, 수술 중에 환자가 사망할 확률은 평균 2.4%이고 수술 중에 중풍이나 심장마비에 걸릴 확률은 5%다. 스텐트시술을 받는 환자가 수술 중에 심장마비에 걸릴 확률은 4%이고 1%는 사망한다. 이 통계에 살을 더 붙여서 구체적으로 말하면 이렇다. 지난해 미국에서 1백만 명 이상의 스텐트시술이 있었으므로 4만 명 이상의 환자가 수술 중에 심장마비가 왔다는 말이고 1만 명이 사망한다는 말이다. 1만 명은 이라크 전쟁에서 미국의 군인이 사망한 숫자와 비슷하다. 1년에 미군이 1만 명이나 죽는다는 사건은 가히 학살이라 불릴만하다. 클리브랜드 클리닉의 비뇨기과 의사 윌리엄 엔젤William Engel은 다음과 같이 표현했다. "경우에 따라서 실수가 있는 것은 받아들여질 수 있지만, 환자에게 수술을 강요해서 사고가 계속 발생하는 것은 최선의 방법이 아닙니다."

최근에 내 환자 한 명이 심장병 치료 중에 무시무시한 경험을 했다고 고백했다. 2004년 9월 오하이오주의 오스터Wooster시에서 보험책임자로 일하던 짐 밀리건Jim Milligan은 아내와 함께 주방에서 토마토를 씻고 있었다. 그러던 중 갑자기 식은땀이 나고 가슴에 심한 통증을 느꼈다. 누울 수 없을 정도로 가슴에 통증이 계속 와서 앉아서 밤을 꼬박 새웠다. 다음날 아내의 부축을 받아서 동네 병원 응급실로 갔는데 거기서 심장마비라는 말을 듣게 된 것이다.

짐은 급히 구급차에 실려 콜럼버스Columbus시에 있는 큰 병원으로 가서 혈관조영술을 받았는데, 관상동맥이 심하게 막혀있는 것으로 나왔다. 의사가 스텐트를 넣기 위해 카테터를 삽입하자 갑자기 짐은 숨을 쉴 수 없었다. 그의 표현에 의하면 '무시무시하게 쓴 맛'이 입에서 느껴졌다고 했다. 온 몸이 떨려왔다. 일종의 과민성 쇼크를 경험한 것이다. 혈관조영술에 사용된 염색약(조영제)이 극도의 거부반응을 일으킨 것이다. 스텐트시술은 갑자기 중단되었고 짐은 중환자실에서 5일 동안을 누워있어야만 했다.

그 후 4달이 지나서 핵스캔Nuclear Scans으로 심장을 검사해보니 심장의 상태가 심하게 악화되어 있음을 확인할 수 있었다. 그의 좌심실구혈률(왼쪽 심장의 피를 뿜어내는 정도를 나타내는 것으로 50% 이상을 정상으로 본다)이 40%로 떨어져 있었다. 2005년 1월에 짐이 전화를 하고 나를 찾아왔다. 진료실에서 우리는 매우 심각하게 치료방법에 대해 의논했다. 불과 4달 후에 놀라운 일들이 벌어졌다. 그의 콜레스테롤 수치가 254mg/dL에서 140mg/dL로 떨어졌고 몸무게는 114kg

에서 91kg으로 줄었다. 그의 원래 심장병의사는 그가 다시 콜럼버스 시로 돌아와 혈관조영술을 받고 다시 스텐트시술을 해야 한다고 연락해 왔지만, 그는 단호하게 식물식프로그램으로 치료하겠다고 전했다. 나는 일이 너무 바빠져서 나와 같은 방법으로 치료하고 있는 다른 심장병의사에게 그를 보냈다. 짐에게 "에셀스틴 박사가 했던 똑같은 방식으로 당신을 돌보겠습니다."라고 말하는 의사였고 나는 안심하고 짐을 그에게 맡겼다.

3달 후 2005년 4월 더 놀라운 결과가 나타났다. 왼쪽 심장의 활동성(좌심실구혈률)이 62%로 나타났다. 20대 청년의 심장으로 돌아온 것이다. 오랫동안 갚아내느라 허덕여온 빚이 완전히 청산된 것이다. 더 이상 수술할 필요가 없으니 과민성 쇼크에 대한 두려움도 사라졌다. 체중도 더 많이 빠졌고, 이러다가 '헉 하고 쓰러질지도 모른다는' 두려움에서 완전히 벗어나 마음껏 활동할 수 있으니 날아갈 듯 기뻤다. 수술을 할 것인지 말 것인지를 선택해야 하는 관상동맥환자에게 수술 중에 심장마비에 걸릴 수도 있고 자칫하면 사망할 수도 있다고 솔직히 말했을 때, 위험해도 상관없으니 그냥 수술해달라고 대답하는 환자가 있을까? 바이패스나 스텐트시술을 했는데도 불구하고 더이상 가망이 없다는 얘기를 의사에게서 듣고 죽음을 준비해야 하는 환자를 상상해보라. 바로 그 환자들이 체중을 감량해서 기뻐하고, 협심증이 사라져서 환호하고, 혈당이 정상으로 돌아와서 눈물을 흘린다면 어쩔 것인가? 바로 그 환자들이 더 이상 인슐린을 맞지 않아도 되고, 산더미 같은 약봉지를 쓰레기통에 버리고, 각종 테스트에서 정상으로 나온 것을 확인하고, 혈관에 덕지덕지 붙은 플라크가 사라지고, 새로운 인생을 살게 된다면 어쩔 것인가? 그렇다. 바로 그 사람들이 진실을 깨닫게 된 후 되살아났다. 그들의 의사가 살린 것이 아니다. 음식이 살린 것이다. 그들은 완전히 질병을 퇴치했으며 죽을 때까지 9세 어린이의 혈관을 가지고 활기찬 인생을 살게 될 것이다. 내가 그것을 옆에서 지켜보았다. 수십 년 동안 한 길만을 걸어온 내가 보장한다.

처음에 '설마'하던 사람들도 모두 병을 퇴치했다. 7년 전 피츠버그 Pittsburgh에 있는 한 의사가 나를 찾아왔다. 몸에 이상이 생겨 본인이 근무하는 병원에서 진찰을 받아본 결과 바이패스시술을 권유받았는데 위험하다는 소리를 많이 들어 조금 망설여지더라는 것이다. 그래서 클리브랜드 클리닉의 저명한 심장전문의에게 다시 진찰을 받았는데 이번에는 바이패스가 아니라 스텐트시술을 권했다는 것이다. 스텐트시술 결과는 그리 성공적이지 못했다. 피츠버그 의사는 내 프로그램 얘기를 소문으로 듣고 찾아왔다. 나와 대화를 나눈 후에도 많이 망설이다가 돌아갔다. 사회생활에서 즐기는 맛있는 음식들을 포기하는 것에 대한 두려움 때문이었다. 사회활동을 좀 줄이면 가슴통증도 멎지 않을까 생각했다는 것이다.

7개월이 지났을 때 경과가 어떻게 됐는지 궁금해서 그에게 전화를 걸었다. 아니나 다를까 그는 가슴통증을 여전히 느끼면서 지내고 있었다. 나는 그의 선택이 좀 실망스러웠지만 목소리 톤을 높여 다시 한 번 설득했다. "고든 박사님 저에게 16일만 맡겨주세요. 제가 당신을 그 감옥에서 해방시켜주겠습니다." 그는 마침내 승낙했다.

약속했던 16일이 지나자 정말 그렇게 되었다. 거짓말처럼 2주가 지나자 가슴통증이 사라진 것이다. 그는 마침내 우리 프로그램의 열렬한 지지자가 되었다. 식물식의 힘을 온몸으로 체험한 까닭이다.

나는 요즘 큰 기쁨을 맛보며 살고 있다. 옛날에는 수술 후 죽음을 기다리는 환자들이 나를 찾아왔는데, 이제는 수술하기 전에 우리 프로그램에 참여하고 있기 때문이다. 나는 그들에게 식생활을 근본적으로 바꾸는 것이 유일한 길임을 계속 강조하고 있고, 그들은 수술이 더 이상 필요하지 않은 행위임을 깨닫게 되었다.

존 오흘John Oerhle이라는 사람이 있다. 그는 신체장애를 의지로 극복한 사람이다. 16살에 지하실에서 폭약실험을 하다가 오른팔을 완전히 잃고 그나마 왼손도 손가락이 2개 밖에 남지 않았다. 그러나 그는 그 상황을 극복하고 MIT에 입학했으며 유능한 항공기 엔지니어가 되었다. 또한 크로켓 경기의 챔피언이자 브릿지 카드게임 선수이기도 하다. 1993년 그의 형이 심장마비로 사망하자 존도 두려움을 느끼게 되었다. 존도 그의 나머지 인생을 책임져줄 수 있는 심장병의사를 찾아야겠다는 생각을 하게 되었다. 시간이 흘러 10년 후, 그는 갑자기 숨이 가빠지는 느낌이 들었다. 혈관조영술로 검사를 해보니 심장에 있는 3개의 관상동맥 중에서 2개는 80%가 막혀 있고 1개는 100%가 막혀있었다. 모든 환자들이 그렇듯이 그도 당연히 가슴을 절개하고 바이패스시술을 받기로 결정했다.

수술이라는 기차에 오르라는 의사의 강압적인 명령을 받고 열차에 타지 않는 것은 거의 불가능하다. 그러나 그는 그 열차를 타지 않았다. 그의 두뇌에 있는 또 다른 과학자가 열차의 승선을 거부한 것이다. 그는 수술을 거절했다. 그리고 인터넷에 들어가 '죽상경화증을 퇴치하는 테라피'Atherosclerosis Reversal Therapy라는 단어를 치고 검색을 해서 나의 사이트에 들어올 수 있었다. 존과 그의 아내 캐서린은 즉시 나를 찾아왔고 망설이지 않고 프로그램에 가입했다.

존이 식물식프로그램에 가입한 후 불과 한 달도 되지 않아서 총 콜레스테롤 수치가 96mg/dL까지 떨어졌고 LDL(나쁜) 콜레스테롤은 34mg/dL로 내려갔다. 1년 후 존을 처음 검사했던 심장병의사는 다음과 같이 말했다. "그의 심장에서 문제가 있었다고 생각하기 힘들 정도로 다른 심장으로 바뀌었습니다."

딕 뒤부아Dick Dubois라는 사람에 대해 얘기해보자. 그는 장거리 마라톤 선수이자 뉴욕주의 컨테이너 리사이클링 회사 사장이었다. 2004년 가을 마라톤 연습을 하면서 가슴이 가끔씩 죄여오는 것을 느꼈다. 진찰을 해보아도 별 뚜렷한 점이 발견되지 않아서 그는 계속해서 마라톤에 참가했다. 그러다 2005년 2월 통증이 점점 더 심해져왔다. 다시 진찰을 해본 결과 오른쪽 관상동맥이 막혔다는 진단이 나왔다. 의사는 콜레스테롤 저하제와 아스피린, 그리고 베타차단제를 처방했다. 그래도 통증이 줄지 않았다. 그는 달리는 대신에 걷기를 택했다. 그런데도 그해 여름까지 통증이 계속되었다.

그해 9월 혈관조영술로 검사해보니 딕의 관상동맥 2개가 모두 막혀있음을 확인했다. 좌회선동맥과 좌전하행동맥의 80%가 막혀있었던 것이다. 딕의 담당의사는 혈관확장시술이나 스텐트시술은 위험하므로 바이패스시술을 하기로 하고 스케쥴을 잡았다. 클리브랜드 클리닉에서 최고의 권위를 가진 의사가 배정되었다.

그런데 딕은 혈관조영술이 끝난 후에 우연히 콜린 캠벨 박사의 음식과 질병에 관한 명저 〈무엇을 먹을 것인가〉를 읽게 되었다. 캠벨 박사는 그 책에서 내 얘기를 많이 다루었는데, 딕이 그 글을 읽고 나서 나를 찾아온 것이다. 2005년 10월 9일 딕은 그의 아내 로잘린과 함께 나를 만나러 왔다. 그는 담당의사와 상의한 끝에 12월까지만 채식프로그램에 참여하기로 결정했다. 그런데 담당의사는 본인의 스케쥴이 갑자기 바뀌어서, 딕에게 10월 26일에 와주면 어떻겠냐고 전화를 했다. 딕은 나에게 2달 동안 프로그램에 참여하겠다고 약속한 터여서, 담당의사를 만날 때까지는 시간이 얼마 남지 않았다.

그런데 말도 안되는 일이 발생했다. 불과 11일 만에 가슴통증이 멈춘 것이다. 그는 걸어다니는 데에 전혀 불편하지 않았다. 결국 그는 담당의사와의 약속을 취소했다. 담당의사가 만일 왼쪽 심장을 수술하지 않으면 1년 안에 사망할 확률이 10%가 넘는다고 경고했는데도 말이다. 처음 딕과 만난 지 3주가 지나자 그의 콜레스테롤 수치는 101mg/dL이 되었고 LDL(나쁜) 콜레스테롤 수치는 49mg/dL로 떨어졌다. 모든 수치가 완벽하게 개선되었다. 나는 7~10일마다 전화를 걸어서 변동사항을 체크했다. 그때마다 딕은 협심증이 나으면 옛날에 하고 싶었던 크로스컨트리 스키나 스노우슈잉Snowshoeing과 같은 운동을 하고 싶다고 말했다. 2006년 1월, 우리가 처음 만난 지 11주가 지나자 상태가 많이 좋아졌지만 스키와 같은 힘든 운동은 당분간 접고 동네 학교운동장에서 조깅을 한다고 했다. 이제는 가슴통증 없이 학교운동장 서너 바퀴는 거뜬히 달리고 있다는 것이다.

존 오흘과 딕 뒤보아의 경우를 보면 음식이 얼마나 빠르고 강력하게 우리 몸의 질병을 퇴치시키는지 알 수 있다. 1년, 2년 천천히 몸을 회복시키는 방법이 아니라는 뜻이다. 불과 2주도 되지 않아서 증상이 사라진 딕의 경우에서 알 수 있다. 만성적인 관상동맥환자들에게 바이패스시술이나 스텐트시술처럼 '손쉽게 해결하려는 수술'은 정말 위험한 일이라는 것을 똑똑히 알아야 한다. 이러한 시술은 되돌릴 수 없는 부작용과 합병증을 초래하기 쉽다. 그들은 수술 전에 12주 정도만 식생활을 개선하면 좋아질 상황이었다. 만일 그들이 식물식 프로그램에 가입해서 실천하기로 약속했더라면, 수술 없이도 멀쩡하게 몸과 맘을 청년으로 되돌릴 수 있었기 때문이다.

나는 이 실험을 시작할 때부터 이 글을 쓰는 지금까지 소중한 꿈을 간직하고 있다. 우리는 혈관질환이라는 서구사회의 잔인한 살인자를 이 땅에서 몰아낼 수 있음을 알게 되었다. 이것은 식물식중심의 식사를 통해서만 가능한 일이다. 그러나 우리에게는 너무도 많은 일들이 남아있다. 만일 사람들이 만성질환을 예방할 수 있는 이 방식을 채택한다면, 만일 수백만 명의 사람들이 독성 가득한 음식을 버리고 건강한 음식으로 되돌아온다면, 기름기 가득하고 화려한 식탁에서 단정하고 소박한 식탁으로 되돌아온다면, 우리는 각종질환(중풍, 고혈압,

비만, 골다공증, 당뇨병)에서 해방될 것이다. 또한 각종 암(유방암, 신장암, 결장암, 직장암, 자궁암, 난소암)을 최소한도로 줄일 수 있을 것이다. 그렇게 되면 의학도 약물과 수술이라는 극단적인 처방을 포기할 수 있다고 본다. 극단적인 처방 없이 예방하는 것만으로도 행복한 삶을 꾸릴 수 있지 않은가 말이다.

나는 이러한 일이 하루아침에 이루어진다고 믿을 정도로 낙관주의자는 아니다. 모든 인간에게 식물식이 가장 좋은 방법이라고 믿게 할 수는 없다. 그러나 나는 그 일을 해왔고 내 인생 모두를 바쳐 그 길을 걸을 것이다. 그 첫걸음은 사람들을 교육시키는 일이다. 서구의 지방에 찌든 식단이 인간의 건강을 황폐화시킨다는 진실을 알리는 일이 우선이다. 나는 많은 생각을 하고 있다. 예를 들어서 로버크 보겔 박사가, 한 끼의 식사를 한 후에 팔뚝 위의 상완관상동맥을 압박했다가 풀어서 혈관의 손상 정도를 증명해냈던 방법, 즉 BART^{Brachial Artery Tourniquet Test}를 미전역에 확산시키는 방법도 생각할 수 있을 것이다. 공립학교에 BART를 반강제적으로 도입하는 것도 방법일 것이다. 그렇게 되면 식당들은 어떤 음식이, BART에 적합하고 어떤 음식이 BART에 저촉되는지 소비자인 우리에게 어쩔 수 없이 알려줄 수도 있다고 본다. 또한 마트에 있는 모든 식품의 상표에 BART 여부를 의무화하면, 이것이 우리 목숨을 빼앗는 음식인지 살려내는 음식인지를 스스로 구별할 수도 있지 않겠냐는 순진한 상상도 해본다. 나는, 이것이 도저히 미국과 같은 상업자본주의 국가에서는 실현될 수 없다는 것을 잘 알고 있다. 그러나 분명한 것은 우리가, 막강한 자본과 그에 귀속된 미디어에 철저히 기만당해서 살고 있는 일반인들에게, 진실이라는 작은 등댓불을 비추는 출발점에 서 있다는 것이다.

그 다음에 우리는 서서히 제도적인 변화도 시도해야 된다고 생각한다. 예를 들어 보험회사, 고용주, 노조 등에게 부드러운 자세로 제안하는 방법도 있다. 바이패스나 스텐트와 같이 비용이 많이 드는 첨단의술의 목표물이 된 심장병 환자들이라도, 콜레스테롤 저하제(반드시 필요할 경우에 한해서)를 사용하면서 꾸준히 식물식을 하면 불과 12주 만에 완치시킬 수 있다는 메시지를 전하면 된다. 아무리 증세가 심한 환자라도 우리는 몇 주 만에 협심증이 사라지는 것을 보았고, 테스트 결과 8~10주 만에 모든 것이 정상으로 돌아왔고, 한 두 사람이 아니라 모든 환자가 똑같은 결과를 볼 수 있고, 전혀 위험하지도 않으며, 거기다가 수술 없이 하는 일이라 비용도 거의 들지 않다고 정중하게 말하기만 하면 되는 일이다.

이 제안이 상업자본주의 의료산업에 혁명적인 변화를 필요로 하는 일이라는 사실을 나는 잘 알고 있다. 내 부친은 이런 점을 잘 알고 계셔서 행위별수가제Fee for Service가 계속되는 한 병을 예방한다는 의학본연의 임무에서 인류가 멀어질 것을 경고한 바 있다. 이 행위별수가제는 서비스가 일괄 책정되지 않고 분리되어서 책정되는 지불방식으로, 의사들이 불필요하면서도 많은 유인책을 제공하게 만드는 방식이다. 아버님의 말이 옳았다. 1장에서 언급했던 대로 우리는 지금 환자를 건강하게 만드는 방식이 아니라 의사들에게 돈을 더 많이 바칠 수밖에 없는 의료시스템에 의존하고 있다. 나는 언제가 젊은 심장내과 의사에게, 왜 당신은 심장병을 영원히 퇴치시키는 식사법을 환자들에게 권유하지 않느냐고 물었다. 그는 아주 솔직히 다음과 같이 대답했다. "박사님은 작년도에 제가 보험회사에 청구한 금액이 500만불(55억)이었다는 사실을 모르고 계시나요?"

이제 바뀌어야 한다. 인간의 병을 치료한다는 의사로서의 내 양심은 지금 시험대에 서 있다. 지금 세상을 바꾸지 않으면 우리는 모두 의료계의 희생양이 될 것이다.

의료계에 종사하는 우리들도 사람들에게 새로운 약속을 해야 한다고 본다. 모든 동물들은 스스로 치료하는 능력을 가지고 있다. 인간 또한 수 백 만년을 진화해오면서 그 능력을 발전시켜왔음을 알아야 한다. 의사들은 길을 걸어가는 행인 누구도 과소평가해서는 안 된다. 의사들은 진실을 말해야 한다. 우리는 불필요한 각종 약물과 수술을 통한 오만한 소유욕을 버려야 한다. 모든 사람이 각자 스스로 질병을 치료할 수 있고 예방할 수 있다는 진실을 알려야 한다.

1986년 저명한 심장병의사이자 철학자인 루이스 토마스Lewis Thomas는 한 강연에서, 혈관질환을 대하는 첨단의술에 대해 언급을 하면서, 바이패스시술과 혈관확장시술은 '100점 만점에 10점짜리 기술'이라고 말했다. 생화학적인 유행병이라고 말할 수 있는 혈관질환을 대하는 의료계의 기계적 접근 방식은 정답이 아니라고 간파했다. 그리고 이런 10점짜리 치료법을 버리고 단순하고 안전한 생화학적 치료법으로 돌아가야 한다고 말했다. 만일 그렇게 하지 않으면 의사들은 반드시 윤리적이고 도덕적인 문제에 직면할 것이라고 경고했다.

　이제 시작할 때가 되었다. 너무도 많은 증거물들이 나오기 시작했다. 음식으로 완치된 환자들이 입을 열기 시작했다. 진실이라는 것은 오래 숨어 있다가도, 한 번 터지기 시작하면 거침없이 쏟아지는 성질이 있기 때문이다. 우리는 절벽의 가장자리를 안전하게 걸어가는 법을 사람들에게 알려야 한다. 지금의 의료시스템은 절벽에서 떨어지는 사람을 구하는 시스템이 아니라, 절벽을 걸어가는 사람들의 주머니를 한번 털고, 절벽에서 떨어지는 사람들의 주머니까지 탈탈 터는 시스템인 것이다.

　그러나 우리는 새로운 방식으로, 서구 사망원인 1위인 심장병과의 전쟁, 즉 지방과의 전쟁에서 반드시 승리할 것이다.

14장

진실은
항상 단순하다
- 식사법을 위한 가이드라인

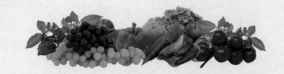

• • •

내 친구 변호사 한 명이 이렇게 물은 적이 있다. "관상동맥질환과 같은 큰 병이 걸릴 때까지는, 지방이 많은 음식을 마음껏 먹더라도 큰 문제는 없겠지?" 나는 그에게 이렇게 대답했다. 심장병 환자 4명 중에서 1명에게 나타나는 최초의 증상이 바로 '사망'이라고 말이다.

Prevent
and
Reverse Heart Disease

당신은 여기까지 읽으면서 아마 짐작했을 것이다. 이 프로그램은 다른 프로그램과 좀 다르다. 혈관질환의 진행을 늦추기 위해서 지방의 섭취를 천천히 줄이는 프로그램이 아니라는 말이다. 질병의 진행을 차단하고 새로운 식습관으로 변화시키는 열차에 당장 올라타는 프로그램이다.

프로그램의 성공은 환자 본인이 질병을 퇴치하려는 강한 의지에 달려있다. 인간은 누구나 병을 스스로 퇴치하는 능력을 가지고 있다. 질병이 몸의 내부에 있다는 것은 병의 원인을 내부의 힘으로 고쳐야 한다는 것을 의미한다. 몸에 약물을 집어넣거나 칼로 배를 가르는 것과 같은, 외부의 힘에 의해서는 결코 고칠 수 없다는 말이다. 가이드라인을 따라 계속 실천해보면 그 효과가 생각했던 것보다 엄청나게 크다는 것을 확인하게 될 것이다. 단순히 심장병을 치료하는 것으로 그치지 않는다. 핵심적인 원인을 치료하기 때문에 살도 저절로 빠지고 다른 만성질환도 저절로 사라지게 될 것이다.

다시 한 번 되풀이하지만 우리의 목표는, 식물식중심의 식사와 콜레스테롤 저하제(필요할 경우에만 한해서)를 사용해서 혈중 콜레스테롤 수치를 150mg/dL 이하로 낮추는 것이다. 사소한 일이라도 집중을 해야만 성공할 수 있다. 우리는 혈관내벽에 상처를 주어서 플라크와 혈전을 만드는 어떠한 음식물의 섭취도 금지한다. 여기에는 예외가 없다. 환자들은 '이 정도는 괜찮겠지'라는 문장을 머릿속에서 완전히 지워야 한다. 오히려 반대가 성립한다. '조금만 먹어도 난리가 난다'고 생각하기 바란다. 아니 그렇게 실천해야 한다.

독자 여러분이 이제까지 내가 만난 대부분의 환자들과 비슷하다면 아마 이렇게 생각할 것이다. "내가 지구에 살면서 어떻게 햄버거를 포기할 수 있겠어요? 감자튀김, 스테이크, 마요네즈, 치즈, 올리브오일과 같이 내가 사랑하는 음식을 어떻게 포기한단 말이죠?" 내 친구 변호사 한 명이 이렇게 물은 적이 있다. "관상동맥질환과 같은 큰 병이 걸릴 때까지는, 지방이 많은 음식을 마음껏 먹더라도 큰 문제는 없겠지?" 나는 그에게 이렇게 대답했다. 심장병 환자 4명 중에서 1명에게 나타나는 최초의 증상이 바로 '사망'이라고 말이다.

지방이 많이 들어 있는 음식일수록 입을 즐겁게 한다는 것은 의심할 여지가 없다. 이 같은 사실은, 지방이라는 독성으로 둘러싸인 인간의 음식환경을 뚫고 나가기 힘들게 한다. 정부기관이 제정한 가이드라인보다 훨씬 많은 지방을 넣은 음식들이 포탄처럼 안방으로 쏟아지고 있다. 문 밖으로 나가면 그런 음식이 지뢰밭의 지뢰처럼 깔려 있다. 사실 그 가이드라인조차 전혀 안전하지 않은 것들이지만 말이다. 장차 식당이나 호텔 등에서 주방장이 될 요리사를 가르치는 요리학교에서도, 10%의 지방이 들어있는 재료(채소, 과일, 통곡물로 식사를 하면 지방 10%를 모두 충족한다는 점을 다시 한 번 강조한다)만으로도 맛있고 건강한 음식을 만들 수 있다는 사실을 전혀 가르치고 있지 않다. 건강과는 상관없이 혀에 살살 녹는 음식만 가르치고 있을 뿐이다. 각종 미디어(육류회사, 식품회사, 식용유회사, 유제품회사 등과 손을 잡은)들과, TV에 출연하는 유명요리사들과, 베스트셀러 요리책의 저자들과, 심지어 우리의 정부까지, 건강한 음식습관에 대해서 정확한 정보를 주지 않고 있는 실정이다.

이것은 단순히 나쁜 정보의 문제가 아니다. 진실은 우리가 모두 지방에 중독되어 있기 때문에 나타나는 현상이다. 헤로인, 코카인, 니코틴을 감지하는 뇌의 감각수용 세포는 지방과 설탕에도 똑같이 중독현상을 일으키도록 반응한다.

이처럼 지방의 섭취를 완전히 끊어내는 가장 좋은 방법은 무엇일까? 바로 헤로인, 코카인, 니코틴을 끊는 방법과 똑같다. 바로 '한 번에 딱' 끊는 것이 그 유일한 방법이다. 우리는 살을 빼기 위해서 지방을 줄이려고 노력하는 수많은 사람들을 보아왔다. 당신이 그 중의 한 명인지도 모른다. 육류와 유제품과 기름을 어느 정도 허용하는 그런 방법으로는 절대 살을 뺄 수도 없고 음식습관을 바꿀 수도 없다. 설령 어느 정도 살을 빼서 다이어트가 끝났다고 해도(대부분 실패하지만) 그들 대부분은 원래의 식습관으로 돌아가기 마련이고 당연히 다시 살이 찌기 마련이다. 오히려 더 찌는 것이 현실이다.

10여 년 전에 필라델피아에 있는 모넬 화학감각센터Monell Chemical Census Center에서, 지방섭취의 양이 지방의 중독성에 미치는 영향에 관한 실험결과를 발표했다. 모넬 측에서는 건강한 지원자를 선발해서 3개의 그룹으로 나누었다. A그룹은 서구식 고지방식을 계속해서 먹게 했다. B그룹은 전체 칼로리 중에서 20%만 지방으로 섭취하도록 줄였다. C그룹은 지방을 15% 이하로 대폭 줄인 음식을 먹게 했다. 12주가 지나자 A와 B그룹은 지방에 대한 중독성이 예전과 변함이 없었다. 그러나 실험기간 동안 지방을 15% 이하로 대폭 줄인 C그룹에게는 지방에 대한 중독성이 사라졌다![

살을 빼기 위한 다이어트가 실패하는 이유는 관상동맥질환의 치료가 실패하는 이유와 하나도 다르지 않다. 환자들이 지방을 계속해서 섭취하기 때문이다. 환자들은 심장병 진단을 받기 전보다 지방섭취를 약간 줄이기는 한다. 그러나 그 지방은 처음 동맥에 상처를 입혔던 그 지방 이상도 이하도 아니다. 당연히 심장질환은 계속된다. 마약을 조금씩 줄여서 마약을 끊은 마약중독자가 없듯이, 담배를 조금씩 줄여서 담배를 끊은 사람이 없듯이, 술을 조금씩 줄여서 술을 끊은 알코올 중독자가 없듯이…

내 실험에 참가했던 환자들은 식사에서 지방이 차지하는 비율을 최저치로 설정했었다.(우리는 절대 칼로리를 계산하지 않았다. 그러나 식물식만으로도, 하루에 섭취한 총 칼로리 중에서 지방이 차지하는 비율은 9~11% 정도를 항상 유지했음을 알 수 있었다) 모넬 센터의 실험에서 그랬던 것처럼 우리 실험에 참여했던 환자들도 대부분 지방에 대한 중독성이 사라졌다. 12주가 지나자 우리 환자들은 더 이상 지방에 저항한다는 느낌조차 들지 않았고, 식단에서 지방을 완전히 퇴치하는데 전혀 불편이 없었다. 식단의 변화가 한 사람의 사고와 라이프스타일을 송두리째 바꾸기 시작한 것이다.

그러나 나 또한 이런 변화가 쉽게 이루어진다고 생각하지는 않는다. 내 경험에 비추어 보면, 식물식이라는 열차를 타려고 하면 반드시 4가지의 방해물이 도전해온다는 것을 알고 있다. 1년이 지나면서 우리는 각각의 도전에 대응하는 우리의 실천방향도 세울 수 있었다.

1. **지방에 중독되어 있을 때** : 자신감을 가져라. 위에서 설명했듯이 3달만 지방섭취를 하지 않으면 중독증세는 사라질 것이다. 여기서 지방을 먹지 말라는 말은 통곡물이나 채소나 과일에 자연스럽게 들어있는 지방을 말하는 것이 아니라, 고기, 생선, 계란, 우유, 유제품, 식물성 기름에 들어있는 과도한 지방을 말하는 것이다. 시간이 지나면서 식물 자체가 가지고 있는 천연향을 점차 알게 될 것이다. 전에 못 느꼈던 향과 맛과 감촉을 깨닫게 된다는 말이다. 물론 매일 매일 장애물이 나타나서 괴롭히겠지만 성공했을 때의 성취감에 비하면 아무것도 아니다. 또한 샐러드 드레싱이나 마요네즈나 빵 등에 '무지방'이나 '지방제로'라고 써있다고 해서 절대 믿어서는

안 된다. 1개당 0.5g 미만의 지방이 들어있다고 해도 그 작은 지방들이 모여 다시 지방에 중독시킬 것이다. 또한 '저지방'이나 '지방 2%'라는 말에도 절대 기만당하지 말기 바란다. 그것들이 모여 홍수처럼 밀려와 동맥을 막히게 하는 일이 너무도 흔하기 때문이다.

2. **친구 집에 초대받았을 때** : 친구를 당신 집에 초대한 경우에는 큰 문제가 없다. 그러나 당신을 잘 모르는 사람이 당신을 초대했을 때는 좀 당황할 수도 있다. 이럴 때 가장 중요한 것은 솔직해지는 것이다. '초대한다'는 말을 들었을 때, 초대한 사람에게 '지금 내가 몸이 나빠서 식물식프로그램을 실천하고 있는데 고기나 생선이나 계란이나 우유나 기름을 전혀먹을 수 없다'고 정중하게 말하면 된다. '초대해준 것은 너무 고맙고 저도 꼭 가보고 싶지만 폐를 끼칠 것 같아서 죄송하다'고 솔직하게 말하고 '괜찮다면 제가 식사를 한 후에 집에 방문해서 차나 와인 같은 것을 마시면서 대화해도 된다면 기꺼이 참석하겠다'고 말하면 된다. 이럴 때면 보통 초대하는 쪽에서 '원하는 음식이 있으면 제가 준비하겠다'고 하는 것이 일반적인데 '간단한 샐러드나 빵, 또는 데친 채소나 구운 감자면 충분하다'고 말하면 되는 것이다. 만일 상대방이 진심으로 당신을 초대하려는 마음이 없이 그냥 해보는 인사처럼 초대한 것이라면 굳이 이런 말을 할 필요도 없겠지만 말이다.

3. **여럿이서 식당에 갔을 때** : 갑자기 식당에 갈 경우는 문제가 좀 생길 수 있다. 그래서 평소에 집이나 직장 주위에 안전한 '채식식당'을 알아 두는 것이 좋다. 다른 지역에서 식사를 하게 될 경우 몇 시간

전에 그 식당의 주방장이나 지배인에게 전화를 걸어두는 것도 방법이 될 수 있다. 사정이 있어서 기름이나 육류를 전혀 먹을 수 없으니 준비해줄 수 있느냐고 물으면 된다. 내 경험으로 보면 가끔씩 내가 놀랄 정도로, 거부감 없이 즐거운 마음으로 준비해주는 식당도 있다. 그런 식당의 주방장이나 지배인은 나중에 개인적으로도 친한 친구가 될 수 있다.

4. **밖으로 여행을 떠날 때** : 우리 생각과는 달리 항공사는 대부분 식물식인을 위한 메뉴가 준비되어 있다. 그러나 대부분 비행기 탑승 24시간 전에 알려주어야 하는 것을 원칙으로 한다. 물론 만약을 대비해서 도시락을 스스로 만들어 가지고 가는 것이 더 확실한 방법이다. 지방이나 해외로 떠날 때는 도착지의 식당에 미리 연락해주면 된다.

여러분은 본인만의 방법을 찾아서 해결하면 된다. 여기서 잠깐 하비 다이아몬드 박사의 책에 나오는 몇 문장을 인용해보기로 하자.

나는 사실 여러 가지 방법으로 모노다이어트를 실천해보았다. 3개월 동안 하루걸러 하루씩 살아 있는 음식(과일, 채소, 주스, 샐러드 등)만을 먹는 방법도 실천했다. 사이사이에는 내가 원하는 것을 맘대로 먹었다. 그래도 상관없었다. 항상 몸이 개운했다. 내가〈다이어트 불변의 법칙〉을 출간한 후 쇄도하는 TV인터뷰를 위해 미국 전역을 여행할 때는, 2주 동안 과일과 주스만 먹기도 했고, 한 달 내내 살아있는 음식만 먹기도 했다. 인터뷰를 위한 여행은 강행군 그 자체였다. 매일 비행기를 타야 했고 아침부터 저녁까지 쉬지 않고 인터뷰 스케줄을 소화했지만 에너지는 넘쳤고 전혀 피곤하지 않았다. "어쩌면 그렇게 에너지가 넘치시나요?" 대부분의 TV 인터뷰 진행자들이 수없이 내게 들려준 질문이었다.

– 〈나는 질병없이 살기로 했다〉 중에서

    이 모든 것은 간단한 한 문장으로 요약될 수 있다. 날씬한 몸매로 활력이 넘치고 원기왕성하게 살아 있길 원하면 살아있는 음식을 먹어야 한다. 그것을 알기 위해서 박사학위를 딸 필요가 없다. 살아 있는 몸은 살아있는 음식으로 만들어진다. 살아있는 음식은 수분함유량이 많은 음식이다. 수분이 많지 않다면 그 음식은 살아있는 것이 아니다. 매일 먹는 음식의 대부분이 가공처리 되었거나 변형된 음식이 차지한다면, 그것이 우리 몸에 어떤 영향을 미치게 될 것인지는 당신의 상상력에 맡기겠다. 과일과 채소에는 수분이 엄청나게 많다. 다른 음식들은 모두 농축되어 있다. 요리나 가공처리되는 과정에서 수분이 거의 다 빠져나가기 때문이다.

– 〈다이어트 불변의 법칙〉 중에서

    그는 지금 무어라 말하고 있는가? 그렇다. 밖에서 먹을 때는 과일만으로도 충분하다는 말을 하고 있다. 충분하다 못해 '어쩌면 그렇게 에너지가 넘치냐'는 말을 듣는다고 말하고 있다. 나 또한 여행 중에 과일만 먹는 방법이 최상의 방법이라고 생각한다. 그러나 세상에는 다양한 사람들이 너무도 많다. 그 중의 한 명을 소개한다.

책에서 언급했던 앤토니는 해외여행을 자주하는 비즈니스맨이다. 그는 무려 20년 넘게 우리 프로그램을 실천하고 있는 열성분자다. 그는 기름을 전혀 쓰지 않고 완전 식물식으로 요리해달라는 내용의 카드를, 각 나라의 언어별로 20여개를 만들어 가방에 가지고 다닌다. 어느 나라에 가더라도 카드를 조용히 내밀어 식사를 해결하려는 그의 의지가 새삼 놀랍게 느껴진다. 물론 그의 계획이 실패할 때도 있지만 거기에 대처하는 그의 즉흥적 발상 또한 재미있다. 그는 얼마 전 점심식사에 아들과 함께 중국식당에 가서 아주 간단한 채소요리를 시켰다. 그러나 요리가 도착하자 기름이 섞여있음을 확인할 수 있었다. 기름에 볶은 요리였던 것이다. 앤토니는 즉시 종업원에게 뜨거운 물을 두 그릇 시켜서 채소에 묻은 기름을 씻어가며 먹었다. 그는 아주 만족스럽게 그야말로 '무지방'식사를 즐길 수 있었다.

그러나 예상치 못한 일은 항상 발생하는 법이다. 최근에 중동으로 가는 비행기에서, 앤토니가 미리 예약해둔 음식을 항공사의 실수로 빠트리는 일이 발생했다. 그는 어쩔 수 없이 24시간 동안 비행기에서 먹을 수 있는 유일한 음식, 바로 바나나로 식사를 대신하는 수밖에 없었다. 앤토니는 식물식의 장점 중의 하나가 시차적응이라고도 말했다. 원래 중국 쪽으로 나갔다가 미국으로 돌아오면 보통 1주일은 시차적응으로 고생하는 것이 보통이었는데 식물식프로그램을 실천하고부터는 시차적응이 너무 쉬워졌다는 것이다. 식물식이 시차적응

까지 좋게 한다는 이론적 근거를 나는 찾을 수 없다. 그러나 이것은
보너스라고 생각하며 혼자 웃어본다!

에셀스틴 프로그램의 12계명

1. 육류를 먹지 마라.

2. 닭고기(닭가슴살 포함)를 먹지 마라.

3. 생선을 먹지 마라.

4. 어떤 종류의 유제품도 먹지 마라.

    (무지방 우유, 무지방 요구르트, 샤베트, 치즈도 절대 안 됨)

5. 계란을 먹지 마라.

    (계란 흰자가 조금이라도 들어 있는 식품도 절대 안 됨)

6. 어떤 기름도 먹지 마라.

    (올리브유나 카놀라유도 절대 안 됨)

7. 현미를 먹고 통곡물 제품만 사용하라.

    (흰 밀가루는 절대 안 됨. 흰색 가루에 인공염료로 착색을 해서 통곡물

    처럼 보이게 하는 제품이 많으니 주의바람)

8. 과일주스를 마시지 마라.

    (과일을 직접 먹는 것이 가장 좋고, 향을 내기 위해 과일주스를 살짝

    첨가하는 정도는 상관없음)

9. 견과류를 먹지 마라.

    (만약 심장질환이 없다면, 가끔씩 약간의 호두나 견과류는 먹을 수 있음)

10. 아보카도를 먹지 마라.

(아보카도로 만든 과콰몰리도 먹지 마라)

11. 코코넛을 먹지 마라.

12. 콩제품은 조심해서 먹어라.

(콩제품은 고도로 가공되고 지방함량이 높은 경우가 많다. 가능하면 '저지방 두부'를 쓰고, 콩으로 만든 치즈는 대부분 기름과 카제인을 함유하고 있어 피하는 것이 좋다)

13. 콜린 캠벨의 책 〈무엇을 먹을 것인가〉를 읽으라.

(식물식에 대한 다양한 과학적 사실들을 배울 수 있다)

Prevent
and
Reverse Heart Disease

15장

우물에 빠졌다가
살아난
7인의 용사들

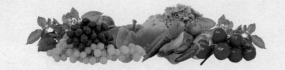

• • •

클린턴 대통령은 그 후로 15kg의 지방을 몸에서 털어냈고 몰라보게 날씬해진 그는 더 이상 아무런 수술을 받지 않았다. 당연히, 그토록 고통스러웠던 심장병에서 완치되었고 그 후론 다시 살이 찌지 않았음은 물론이다.

Prevent
and
Reverse Heart Disease

빌 클린턴 Bill Clinton

- 42, 43대 미국대통령

- 15kg을 감량하고 수술없이 음식으로 심장병이 완치되다.

햄버거 광이었던 클린턴은 바이패스시술과 스텐트시술 등 여러 번의 수술을 받았지만 완치되지 않았다. 어느 날 에셀스틴 박사의 책 〈지방이 범인〉을 읽고 충격을 받는다. 그는 에셀스틴 박사를 만나 장시간 상담한 후에 그 동안 좋아했던 서구식 음식들이 쓰레기였음을 깨닫고 채식주의자가 되기로 결심한다.

"그래요. 이제 고기, 생선, 계란, 우유까지도 먹지 않기로 했어요. 어떤 유제품도 끊었어요."라고 그는 대답했다. 그는 살짝 웃더니 자기의 허리띠를 확 잡아 당겼다. "지금까지 15kg을 감량했어요. 게다가

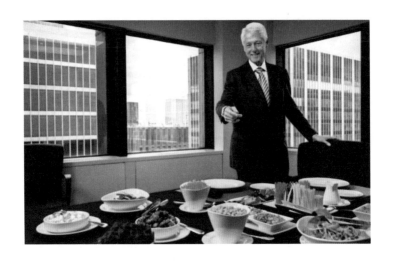

지금은 기운도 아주 넘쳐납니다."

클린턴이 그런 결정을 하게 된 계기는 몹시 피곤함을 느껴 의사를 찾아간 2010년 1월로 거슬러 올라간다. 심장병 전문의는 그를 뉴욕의 병원으로 데려갔고, 그곳에서 클린턴은 2개의 스텐트를 삽입하는 긴급수술을 받게 된다. 그는 그 이전 2004년에 이미 주요 동맥 4개가 막혀 심장 바이패스시술을 받았었고 그 수술 후 합병증으로 많은 시련을 겪어왔다.

"전 맥도널드 햄버거와 던킨도너츠를 사랑하는 사람이었습니다. 그러니까 지방을 끼고 살았다고 보면 맞습니다. 어느 날 수술을 받은 후 이러다가 곧 죽을 수도 있다는 생각을 했습니다. 더 이상 지방을 가볍게 보아서는 안 되겠다고 생각했죠, 할아버지가 될 때까지 살고 싶었습니다. 그래서 나는 에셀스틴 박사의 제안을 받아들여 내가 최대한 장수할 수 있는 식물식을 선택한 거죠" 그 후로 15kg의 지방을 몸에서 털어냈고 몰라보게 날씬해진 그는 더 이상 아무런 수술을 받지 않았다. 당연히, 그토록 고통스러웠던 심장병에서 완치되었고 그 후론 다시 살이 찌지 않았음은 물론이다.

사무엘 잭슨Samuel L. Jackson

- 전설적인 배우 잭슨이 식물식주의자가 되었다.
- 무엇이 그에게 고기와 달걀과 우유를 버리게 했을까?

배우 잭슨은 아무 거리낌 없이 솔직히 말했다. 에셀스틴 박사의 책 〈지방이 범인〉이 잭슨을 완전히 변화시켰다고 말이다. "책을 읽고 나서 박사님을 직접 찾아갔어요. 더 오래 더 건강하게 살고 싶었거든요."

65세의 그는 채소와 콩과 현미의 맛에 반했다고 주저없이 말했다. 소금과 지방에 길들여진 본인도 채소와 통곡물이 입에 맞으리라고

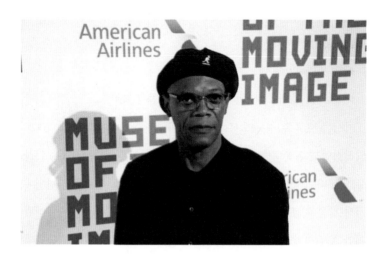

는 상상하지 못했다는 것이다. 그러나 책을 읽고 에셀스틴 박사를 직접 만나 얘기를 듣고 실천한 결과, 불과 2주 만에 과일과 곡식 본연의 맛을 느끼게 되었고 지금은 옛날의 기름진 음식보다 더 즐기게 되었다고 한다.

그러나 지금도 햄버거 냄새가 나면 입맛을 다시게 되는데 이럴 때는 본인도 마음이 약해진다고 했다. 헤로인같은 마약도 8달이 지나도 몸에서 마약성분이 완전히 빠져나가지 않는데, 지방도 마찬가지라며 끝없이 본인 자신을 채찍질한다는 것이다.

"박사님이 친구처럼 따뜻하게 저를 대해줬어요. 본인의 경험담도 말해주셨구요. 나는 지금이 너무 좋아요. 정신도 맑아졌구요. 옛날보다 에너지가 비교할 수 없을 정도로 넘칩니다. 잠도 잘 자고 옷을 입어도 옷맵시가 잘 나니까 이보다 더 좋을 수는 없지요."

로버트 머서 Robert Mercer

- 캐나다 뉴파운드랜드 거주, 74세
- 1982년 42세에 심장마비, 1985년에 중풍을 겪음

머서는 오른쪽 경동맥(목을 거쳐 뇌와 연결되어 있는 동맥)이 100% 막혀있었고 왼쪽 경동맥이 27% 막혀 있었다. 또한 심장에 있는 관상동맥도 바이패스시술을 통해서 넓혀야 할 상황에 이르렀다. 병원에 가서 각종 치료를 받고 설탕과 지방과 육류의 섭취를 가능한 줄여봤지만 2008년 초음파로 진찰한 결과, 비교적 괜찮았던 왼쪽 경동맥마

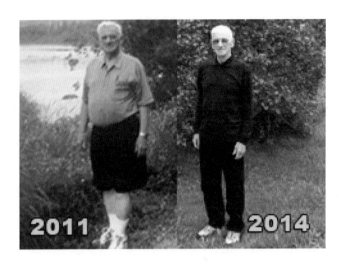

저 80~90% 막히는 상황에 이르렀다. 2011년이 되자 가슴이 죄어오는 듯한 협심증을 매일 느끼게 되었고, 담당의사는 더 이상 치료방법이 없다고 손을 놓았다. 그는 죽음을 준비해야겠다고 결심했다.

이즈음 머서의 딸이 에셀스틴 박사의 책 〈지방이 범인〉을 읽게 되었다. 그녀 자신도 37살에 심장마비를 겪은 터라 두 부녀는 마침내 식물식중심의 식사를 하기로 약속하고 실천에 들어갔다. 1달이 지나자 그의 협심증이 완전히 사라졌고 발기부전마저해결되었다. 4달이 지나자 몸무게가 20kg이 줄어 61kg이 되었다. 결혼하기 전 총각시절의 몸무게도 되돌아간 것이다.

2013년 9월 도플러초음파 검사를 해본 결과 2008년 80~90% 막혀 있던 왼쪽 경동맥이 50~69%의 회복세를 보였다. 그는 이제 하루 종일 일해도 피곤하지 않아서 죽을 때까지 현업에서 은퇴하지 않겠다며 이렇게 말했다. "사는 것이 재밌어서 죽음을 생각할 틈이 없어요."

아트 소테로스Art Soteros

■ 엔지니어로 일하던 32세에 제2형 당뇨로 진단을 받고 오랫동안 약을
복용해 왔고, 당화혈색소 수치가 너무 높아서 하루에 2번씩 혈당강하
제 메트포민을 장기간 복용해왔다.

43세에 협심증을 느끼기 시작했다. 2003년 5월 혈관조영술로 확인
한 결과 동맥경화증을 확인했고 스텐트를 넣어 치료하는 관상동맥
중재술PCI을 받았다. 그러나 2005년 8월 다시 협심증이 찾아와 스텐

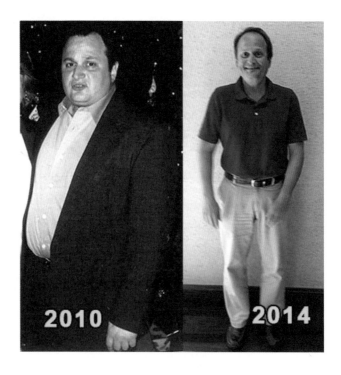

트시술을 또 받았다. 2007년 재발해서 두 차례의 스텐트시술을 받았다. 2007년 클리브랜드 클리닉에서 검사한 결과 스텐트시술을 했던 부위에서 혈관협착증이 발생해서 두 차례의 혈관확장시술을 받았다. 그 이후에도 계속해서 유사한 수술로 몸이 지쳐있을 무렵 통합의학의 일종인 심신치료Holistic Medicine를 3달에 걸쳐 받았으나 실패했고 다시 2번의 혈관확장시술도 받았다.

2010년 7월 클리브랜드 클리닉에서 5.5시간짜리 카운슬링 세미나에 참석하여 음식요법을 실시하기로 결심했다. 그 이후로 4년 동안 통곡물과 식물식만으로 식사를 해오고 있다. 식물식을 시작한지 4달 만에 가슴통증이 사라졌고 당뇨약도 끊을 수 있었다. 발기부전도 완전히 사라졌다. 그는 완전히 정상인으로 돌아왔고 식물식이 모든 병을 치료했다고 지금도 믿으면서 생활하고 있다.

짐 맥나마라Jim McNamara

■ 2003년 52세에 클리브랜드 클리닉에 처음 찾아왔고 현재 63세.

10여 년 전 그의 체중은 87kg이었고 고혈압과 고지혈증을 동시에 갖고 있었다. 그는 일반적인 식사에 수용성 비타민제 니아신을 먹는 것으로 건강을 유지할 수 있으리라 믿었다. 그러나 갑자기 뇌졸중이 찾아와 2006년 3월 클리브랜드 클리닉에서 경동맥내막제거술을 받았다. 수술 중에 오른쪽 눈에 망막경색이 찾아왔다. 수술 후 2달이 지나 진찰해본 결과 경동맥이 다시 막혔음이 확인됐다. 2007년 8월에는 왼쪽 경동맥에 염증이 생긴 것으로 확인됐다. 거기에다 다리를 절

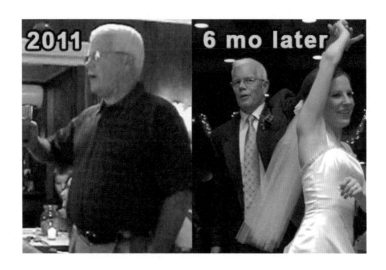

룩이는 현상까지 나타났다. 2008년 2월 종합검사를 다시 받은 결과 2006년에 20~39% 정도였던 경동맥협착 정도가 2년 만에 79~80%로 악화된 것으로 확인됐다. 그 후로 그는 계속해서 수술과 회복과 악화 현상을 반복하며 지냈다. 거동을 거의 할 수 없을 지경이 되었다.

2011년 맥나마라는 5.5시간의 카운슬링 세미나에 참석했다. 클리브랜드 클리닉에서 그는 식물식중심의 자연식으로 혈관질환을 완치할 수 있다는 확신을 가지게 되었다. 4달 동안 집중해서 자연식을 한 결과 상태가 놀랍게 개선되었다. 혈압은 정상으로 돌아왔고 몸무게는 10kg이나 빠졌다. 그 이후 2년 동안 식물식을 실천한 결과 1시간 동안 아무런 불편없이 걸을 수 있게 되었다. 자연식을 하면서 몸무게는 항상 일정하게 유지되었으며 혈압과 콜레스테롤 수치도 항상 기준점 이하를 유지할 수 있었다. 그는 최근에 현업에서 은퇴하여 클리브랜드 클리닉의 프로그램에서 혈관질환퇴치를 위한 대변인으로 자원봉사 일을 하고 있다.

앤토니 옌Anthony Yen

- 1949년 중국에서 미국으로 정착한 앤토니는 그 당시 중국에서 먹던 자연식을 버리고 서구식습관으로 바꾸면서 많은 질병을 경험하게 됨.

전 세계 여러 지역에 공장을 가지고 있는 사업가 앤토니는, 미국 비즈니스맨의 전형적인 식사인 '로스트비프, 초콜릿무스, 프라이드 치킨' 등 각종 육류에 탐닉하게 되었다.

그의 나이 50세가 되던 해 각종 문제가 발생하기 시작했다. 그의 아내와 함께 새해맞이 댄싱파티에 참가했을 때, 갑자기 가슴이 죄어 오는 듯한 통증을 느끼게 되었다. 그는 심장에 있는 5개의 동맥이 막혀 협심증이 생긴 것을 알게 되었다.

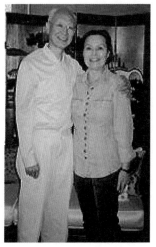

1988년 가슴을 열어 막힌 혈관을 뚫고 연결하는 바이패스시술을 받게 되었다. 상태가 호전되지 않자 마침내 에셀스틴 박사의 식물식을 통해 혈관질환을 치료하는 실험에 참가하게 된다. 그는 결국 그의 아버님 세대가 먹어왔던 전통적인 식물식위주의 식사로 바꾸었다. 95세와 98세로 장수하고 돌아가신 부모님의 식사방식으로 돌아간 것이다. 그의 부모님은 돌아가실 때까지 심장병을 모르고 사셨다.

그는 해외를 여행할 때, 식당 종업원들과 대화가 안 될 것을 우려해서 식물식만을 원한다는 카드를 각 나라 언어별로 적어서 20여개를 가지고 다닌다. 그는 요즘 '10살은 더 어려 보인다'는 말을 자주 듣는다며, 검사결과 지금 73세인데도 운동선수처럼 팔팔한 것으로 나온다며 즐거워한다.

에블린 오스위크Evelyn Oswick

■ 그녀는 50대에 이미 2번의 심장마비를 겪었다.

한 번의 혈관확장시술과 바이패스시술을 했지만 심장은 예전으로 돌아오지 않았다. 그녀의 담당의사는 더 이상 손쓸 방도가 없으니 집으로 가셔서 조용히 죽음을 준비하라고 말했다.

수술을 마치고도 더 이상 가망이 없음을 알게 된 그녀는 퇴원하기 위해서 입원실에서 짐을 싸고 있었을 때 에셀스틴 박사가 그녀의 방문을 노크했다. 박사의 실험에 동참해달라는 부탁이었다. 지방이 들어가지 않는 식물식프로그램이라는 말을 들은 그녀는 박사에게 이렇게 대답했다. "죄송합니다. 저는 맛있는 것을 먹다가 그냥 죽겠어요."

그녀 자신이 '장례식을 준비해야하는 환자'라는 생각을 깜박했던 것이다. 집에 돌아와 남편과 오랜 시간 대화를 나눈 후에 비로소 에셀스틴 박사의 열차에 올라탔다. 그렇게 사랑하던 '초콜릿 도넛과 아이스크림과 스테이크'를 조강지처 버리듯 하고 말이다.

그녀는 다시 옛날로 돌아가지 않았다. 에셀스틴 박사에 의하면 그녀는 '생각을 바꾸어 실험에 참여한 마지막 참가자'였다. 그러나 그녀는 21년째 꿋꿋이 프로그램의 규칙을 지키며 살고 있다. 그녀는 대학에서 '대인관계와 대화술'을 강의해왔는데 지금은 아주 늦은 나이에 법과대학원에 진학할 준비를 하고 있다.

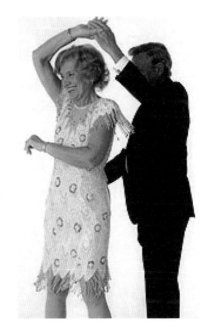

존경하는 두 명의 양심의사
에셀스틴 박사와 맥두걸 박사를 소개합니다.

– 콜린 캠벨

병원에 갔다가 의사에게 어떤 음식은 먹고, 어떤 음식은 먹지 말라는 말을 들어본 기억이 있는가? 아마 그런 경험이 전혀 없을지도 모르겠다. 하지만 많은 사람들이 풍요로 인한 만성질환의 희생물이 되어가고 있다.

잘 알다시피 이런 질병들이 나쁜 유전자나 운 때문이 아니라 좋지 않은 영양섭취에서 비롯된다는 연구결과들은 아주 많다. 그러면 의료계에서는 왜 이 문제를 심각하게 받아들이지 않을까?

이 단어로 설명이 가능하다. 돈, 자만심, 권력 그리고 통제력이다. 이런 일을 의사들에게 일반화시키는 것은 온당치 못한 일이지만 현재 사람들의 건강을 책임지고 있는 시스템이 우리를 외면하고 있다는 말에는 누구도 이의를 달 수 없을 것이다.

영양학 차원에서 환자들을 치료하는 극소수의 의사들보다 이런 사실을 잘 알고 있는 사람은 없다. 이 가운데 가장 유명한 두 의사는 오랜 세월 식습관과 건강을 강조하면서 보냈다.

그들은 환자의 건강을 지키는 데 놀라운 성과를 거두었다. 두 명의 의사는 콜드웰 에셀스틴 박사와 존 맥두걸 박사다. 내 아들과 나는 얼마 전에 두 명의 의사와 마주 앉아 의료환경에서 무가공 식품, 식물성 식이요법을 옹호하면서 많은 이야기를 했다.

채소의사 에셀스틴 미국이 건국되기 오래 전 네덜란드 이민자들이 뉴욕시 북쪽에 있는 허드슨 밸리에 정착했다. 정착민 중에는 에셀스틴 가족도 있었다. 그들은 1675년부터 농장을 일구어 농사를 짓기 시작했다. 그로부터 9세대가 지난 후 그 농장은 여전히 에셀스틴 가족의 소유다.

에셀스틴 박사와 그의 아내 앤은 뉴욕 시에서 북쪽으로 2시간 정도 달리면 나오는 허드슨 밸리에 수백 에이커(수 십 만 평)의 농장을 갖고 있다. 그들은 이곳에서 농장을 일구며 밭에서 채소를 기르고 자녀들과 손자손녀들을 맞이하며 느긋하게 보내고 있었다.

에셀스틴과 앤의 집은 검소해 보였다. 크고 네모진 모양의 창고를 개조한 집으로, 미국에서 가장 전통 깊은 가문의 농장이라는 사실을 숨기고 있었다. 가까이 다가가 자세히 살펴보면 이 집에는 뭔가 특별한 점이 있다는 것을 알 수 있었다. 뉴욕주에서 가족농장의 공로를 인정하여 에셀스틴 가족에게 내린 상장이 액자에 넣어진 채 벽에 걸려 있었다. 이 농장은 지난 5세기 동안 미대륙에서 벌어지는 많은 일들을 지켜보았다.

액자 근처에는 노가 하나 걸려 있었다. 에셀스틴이 1955년 예일대학에서 조정선수로 활약할 때 쓰던 노였다. 당시 예일대학은 하버드대학을 단 5초 차이로 제압해 버렸다. 에셀스틴은 이런 노를 세 개나 갖고 있다고 했다. 두 개는 하버드대학과 겨루어 승리를 했고, 다른 하나는 1956년 예일대학 단일팀으로 올림픽에 나가 금메달을 땄을 때 사용한 노라고 했다.

아래층에는 빛바랜 사진이 한 장 있었는데, 농장에 서 있는 에셀스틴의 고증조 할아버지였다. 구석에는 박물관의 물건처럼 무척 인상적인 에셀스틴 가족의 계보가 있었다. 복도 다른 쪽 끝에는 백악관 연설 중에 존 F. 케네디와 이야기를 나누면서 마이크 앞에 서 있는 에셀스틴 아버지의 커다란 흑백사진이 있었다. 겉모양은 수수해도 이곳이 특별한 역사를 가진 장소라는 것만큼은 분명했다.

트랙터를 타고 농장을 한 바퀴 돌아본 다음 우리는 에셀스틴과 마주 앉아 그동안 살아온 이야기를 들었다. 예일대학을 졸업한 후 그는 클리브랜드 클리닉과 런던에 있는 세인트조지 병원에서 외과의 수련을 받았다.

그는 자기에게 큰 영향력을 미쳤던 스승 몇 사람에 대한 기억을 떠올렸다. 조지 크릴 주니어George Creel Jr. 박사와 턴불Turnbull 박사 그리고 브룩Brooke 박사다. 에셀스틴의 장인이기도 한 클리브랜드 클리

닉의 거목인 브룩 박사는 비범한 성취를 이룬 사람으로, 근처 유방절
제술이라 불리는 무시무시한 수술에 의문을 던지는 데 선두적인 역
할을 했다.

턴불 박사와 브룩 박사도 유명한 외과의사였지만, 에셀스틴의 아
버지도 전국적인 명성을 얻은 유명한 의사였다. 하지만 에셀스틴은
네 사람 모두 건강 전문가임에도 불구하고 심혈관질환으로 삶을 파
괴당했다는 사실을 잊지 않았다. 그의 아버지는 42세에 심장마비를
당했고, 닥터 브룩은 52세에 심장마비를 당했다.

모두 그가 존경하던 사람들이었지만 심혈관질환에 대해서는 속수
무책이었다. 에셀스틴은 "누구도 이 병을 피하지 못해요. 자기 삶의
전성기에 모두 힘없이 무너지고 말았지요."라고 말했다. 아버지에 대
한 기억을 떠올리면서 그는 "아버지가 돌아가시기 2년 전쯤 어느 날
둘이 함께 산책을 하고 있었어요. 아버지는 사람들에게 건강한 삶을
살 수 있는 방법을 제시해야 한다고 말씀하셨지요. 그분이 택한 길은
옳은 길이었어요. 아버지는 예방의학에 큰 관심을 갖고 계셨지만 당
시 어떤 정보도 없었지요."라고 말했다. 그의 아버지가 가지고 있었
던 관심사는 에셀스틴의 삶 내내 큰 영향을 미쳤다.

에셀스틴은 많은 상을 받았다. 올림픽 조정 경기에서 받은 금메달,
베트남에서 군인으로 복무할 때 받은 청동훈장, 주지사위원회 위원,
유방암 테스크포스의 의장, 세계적으로 최상위권에 있는 클리브랜드
클리닉의 갑상선 및 부갑상선 외과과장, 미국내분비외과협회 회장을
역임했으며, 학술지에 발표한 논문도 100편이 넘었다. 이 목록에는

미국의 최고 의사로 뽑히는 영예도 포함되어 있었다. 그는 기억을 더 듬었다.

"나는 15년 동안 일반외과 분야에서 최고의 수입을 올리던 의사였어요. 크릴 박사의 사위로서 내 역할을 다하기 위해 있는 힘을 다했지요. 밤늦게까지 집에 들어가지 못했지만 그 누구도 넘볼 수 없는 지위를 갖고 있었지요." 당시 미국의학협회 회장이 갑상선 수술을 받아야 했을 때 그는 에셀스틴이 수술을 집도해 주기를 원했다.

명예와 직함, 수많은 상들에도 불구하고 무엇인가 잘못된 느낌이 있었다. 그의 환자들은 힘껏 애를 써도 건강을 회복하지 못하는 경우가 많았다. 에셀스틴은 이렇게 말했다.

"무언가 잘못되었다는 기분이 마음에 눌어붙어 나를 괴롭히기 시작했어요. 수술이 끝나면 환자들이 잘 회복하는지 계속해서 지켜보았죠." 좀 화가 나는 듯 그는 "대장암 생존율이 얼마나 되죠? 이것은 정말이지 문제가 많다고 생각합니다."라고 말하면서 자신의 절친한 친구가 대장암 수술을 받은 이야기를 했다.

친구의 몸을 열어 수술을 하다 보니 암이 장 전체로 퍼져 있었다고 했다. 에셀스틴의 목소리가 아주 작아졌다. "소 잃고 외양간 고치는 격이었지요." 유방암 절제술을 비롯해 그가 시행한 모든 수술을 생각하면서 그는 '회복을 위한 기회를 주는 것이 아니라, 누군가의 몸을 망가뜨린다'는 생각에 진저리를 쳤다.

그는 자기 성찰이라도 하듯 말했다. "내 묘비에 뭐라고 새겨질지 모르겠군요. 5천 건의 유방절제술을 시행하다! 당신은 오하이오에서 그 누구보다 많은 여성들의 외모를 훼손한 사람이야!"

이어서 그는 진지하게 말했다. "누구나 이 세상에 조금이라도 도움이 되었다고 생각하면서 떠나고 싶어 할 겁니다."

에셀스틴 박사는 자기가 치료했던 질병들에 관한 논문들을 조사하기 시작했다. 그는 식이요법과 건강에 관한 베스트셀러〈어느 채식의사의 고백〉과 〈살 안찌고 사는 법〉으로 유명한 존 맥두걸 박사의 책도 읽었다. 국제적인 질병율과 생활방식을 비교한 연구 논문도 살폈고, 시카고대학의 병리학자가 영장류에게 저지방, 저콜레스테롤 식이요법을 시행한 후 죽상경화증이 회복된 것을 입증한 논문도 읽었다.

그는 자기 환자들을 자주 곤경에 몰아넣던 질병들이 육류와 지방이 많은 식사, 그리고 고도로 정제된 음식 때문이라는 사실을 깨닫기에 이르렀다.

그는 심장질환을 저지방, 식물성 식이요법으로 치료하자는 생각을 하게 되었고, 이 일을 논의하기 위해 클리브랜드 클리닉 원장에게 갔다. 원장은 '식이요법으로 심장질환을 치료할 수 있다고 주장한 사람은 없다'고 말했다. 그러나 에셀스틴은 자기가 옳은 길을 가고 있다는 것을 알았고, 다음 몇 년 동안 조용히 연구를 진행했다.

그가 심장병 환자 18명을 대상으로 연구한 결과를 보면 단순히 저지방, 식물성 식이요법과 최소한의 콜레스테롤 저하제만으로 의학 역사상 유래를 찾아볼 수 없을 만큼 극적으로 심장질환을 치료했다.

에셀스틴은 식이요법을 이용한 질병 치료의 승자가 되었고 그의 사례를 증명할 수 있는 데이터를 갖고 있었다. 그러나 그 일은 쉽지 않았다. 의학계 일부에서는 그를 영웅으로 인정하기보다 그의 존재를 무시했다. 최고의 의사 자리에 있던 그는 자기도취에 빠진 마초, 고집불통 식이요법 옹호자로 전락한 다음 채소의사라는 이름을 남긴 채 무대 뒤로 사라져야 했다.

양배추와 브로콜리로 병을 고칠 수 있다고? 자기 분야에서 최고봉에 도달했고 최고로 존경받던 사람이 무모하게도 다른 일을 시도했고, 성공을 거두었지만, 그 결과 기득권층에서 물러난 이야기는 참으로 어처구니가 없다. 그의 죄목은 상업자본주의 치료를 거부했고 약물과 수술로 인간의 몸에 폭력을 가하는 미국의 의료시스템에 위협을 가한 셈이었다.

에셀스틴의 동료들 가운데 일부는 그의 치료법이 '극단적'이라며 비판했고, 또 다른 의사들은 '이 분야의 연구는 너무 가벼워'라며 무시했다. 국제적인 연구, 동물연구, 중재연구의 범위와 깊이를 고려할 때 이런 비하는 터무니없는 일이다.

어떤 의사들은 에셀스틴에게 말했다. "그래, 좋아요. 하지만 그렇게 먹을 사람은 아무도 없을 겁니다. 나는 내 환자들에게 담배 하나 못 끊게 만들어요."

그런 말에 대한 에셀스틴의 반응은 "글쎄요, 당신은 식이요법에 대해 정말로 아는 것이 없군요. 이 분야도 우회시술만큼이나 전문성을 요한답니다. 환자와 상담을 하는 데만도 3시간이나 걸려요."라고 했다.

환자의 건강을 지속적으로 관리하고 감시하는 데 요구되는 부지런함은 말할 나위도 없었다. 어떤 환자는 심장전문의에게 닥터 에셀스틴을 찾아가 식이요법 프로그램으로 병을 치료해보고 싶다고 말했다. 그 심장전문의는 "자, 내 말을 들어보세요. 이 질병을 회복할 방법은 어디에도 없어요."하고 대꾸했다. 하지만 사람들은 그렇게 말하는 의사들이 환자를 치료하는 데 열의를 보인다고 생각한다!

의사들이 무가공 식품, 식물성 식이요법에 대해 껄끄러운 태도를 보이는 이유로 에셀스틴은 다음과 같이 말했다.

"그 사람들에게 화를 낼 수는 없지요. 그들은 악마가 아니에요. 여기 클리브랜드 클리닉에는 심장전문의가 60명은 됩니다. 내가 하는 일이 옳다고 믿는 사람이 있더라도 그들은 현재 시스템의 붕괴가 두려운 겁니다."

그가 심장질환 치료에 식이요법을 도입하자고 처음 제안했을 당시 동료들은 조심스럽게(?) 환영했다. 에셀스틴은 동료들이 적극적으로 반기지 않는 이유가 실제 식이요법을 이용해 심장질환을 효과적으로 치료할 수 있다는 연구가 불충분하기 때문이라고 생각했다.

그러나 나중에 에셀스틴의 연구를 포함하여 전대미문의 성공적인 연구결과들이 발표되었어도 상황은 바뀌지 않았다. 데이터는 강력했고, 일관성이 있으며, 깊이가 있었지만 여전히 이런 생각을 받아들이지 않으려는 저항에 부딪혔다.

"심장전문의는 베타차단제, 칼슘길항제에 관해 배우고, 심장 안으로 카데터를 삽입해 풍선을 부풀리거나 레이저 시술을 하거나 스텐트 시술하는 법을 배웁니다. 이 모든 것이 고도의 기술을 요하죠. 그런 일에는 많은 간호사들과 부산한 움직임, 그리고 한 편의 드라마가 있습니다. 무슨 말인가 하면, 의사들의 머리가 허영으로 가득 차 있다는 것입니다. 의사들의 자만심은 굉장합니다. 그런데 누가 이렇게 말한다고 해봅시다. '있잖소, 나는 이 병을 양배추와 브로콜리로 고칠 수 있다고 생각해요.' 의사들이 어떻게 반응할까요, 이렇지 않겠습니까? '뭐라고요? 내가 그 어려운 기술을 힘들게 배웠고, 지금 일확천금을 올리고 있는데, 당신이 다 뺏어가 버리겠다고?'"

그런데 어떤 의사가 실제로 양배추와 브로콜리로 환자를 고쳤다. 에셀스틴은 그 어떤 약이나 시술보다 좋은 결과를 내놓았다. 갑자기 99퍼센트의 전문가들이 쓰는 방법보다 좋은 결과가 발표되었다. 에셀스틴은 자기가 하는 말의 핵심을 요약하여 이렇게 말했다.

"심장전문의는 심장질환 치료의 전문가지만, 사실은 그런 능력이 없을 뿐더러 그런 사실을 깨달으면서 매우 방어적이 됩니다. 그들은 심장병의 증상이나 부정맥은 완화시킬 수 있지만 심장질환을 치료하는 방법은 모릅니다. 심장병을 치료할 수 있는 방법은 영양학적인 치료거든요. 영양사가 심장전문의를 교육한다고 상상해보세요!"

에셀스틴은 환자들이 스스로 건강을 통제할 수 있다고 말하는 것조차 많은 의사들에게 도전장을 내미는 일이라는 것을 알았다. 하지만 의사의 전문성도 결국은 건강과 치유를 베푸는 사람이 되기 위한 것이다.

"상식적으로 환자들이 안전하게 자기 건강을 통제할 수 있다고 생각하기 힘들지만, 이것은 받아들여야만 해요." 의사가 온갖 기계, 기술, 교육과 지식을 동원한다 해도 올바른 생활방식을 선택하도록 환자를 이끌어주는 것보다 효과적이지 못하다. 그러나 에셀스틴은 의사들이 모종의 음모에 가담한 악의적인 사람들은 아니라는 사실을 지적하는 것도 잊지 않았다.

"변화를 싫어하는 것은 자연스러운 현상이며 인간의 본성입니다. 어디를 가든 사람들의 99퍼센트는 건강한 식생활을 하고 있지 않습니다. 우선 숫자에서 밀립니다. 99퍼센트가 1퍼센트에 속하는 당신을 보고 '그래, 당신이 옳아, 우리 모두 틀렸어'하고 말하기는 어렵죠."

에셀스틴은 의사들과 교류하면서 영양학 지식이 부족하다는 인상을 받았다고 했다. "심장병을 회복될 수 있는 병이란 사실에 대한 의사들의 무지함이 얼마나 압도적인지, 저 사람들은 도대체 어떤 논문을 읽었는지 의아할 정도였습니다."

의사의 지식이란 단지 약품과 수술 같은 일반적인 치료에만 머무는 경우가 잦다. "20세기 의학이 제공하는 것이 무엇일까요? 우리에게는 약품이 있고, 시술 방법도 있습니다. 그렇지 않은가요?" 에셀스틴은 '벌거벗은 임금님' 이야기라도 하려는 듯 미소를 지으며 몸을 앞으로 기울였다. "하지만 과연 누가 '우리가 알려줘야 할 것 같습니다'라고 말을 할까요?" 에셀스틴 박사의 경험으로 볼 때 질병을 막는 일은 현 체제 안에서는 계란으로 바위치기와 같다.

맥두걸 박사의 도전 존 맥두걸 박사는 내가 알기로 그 누구보다 오랫동안 건강을 위해 무가공, 식물성 식이요법을 해야 한다고 주장해 왔다. 그가 출간한 책은 10여권에 이르고 그 중 몇 권은 오십만 부가 넘게 팔렸다. 그의 영양과 건강에 대한 지식은 경이로울 정도였다. 그는 내가 만났던 어떤 의사나 영양학자들보다 훌륭했다. 특히 그가 쓴 〈어느 채식의사의 고백〉과 〈살 안찌고 사는 법〉은 뉴욕타임즈 베스트셀러로 미국을 떠들썩하게 했다.

우리는 최근 캘리포니아 북부에 있는 그의 집에서 만났다. 그가 맨 먼저 보여준 것은 서재 뒤편을 따라 늘어서 있는 커다란 금속 서류 캐비닛이었다. 이 나라에 식이요법과 질병에 관한 학술 논문을 존 맥두걸보다 많이 모아놓은 사람은 많지 않을 것이다. 무엇보다 중요한 점은 맥두걸 박사가 그 모든 자료를 다 섭렵했다는 것이다. 그는 하루에 몇 시간씩 인터넷으로 학술지에 실린 최신 논문을 읽는다고 했다.

맥두걸 박사는 성장기에 기름진 미국식 음식을 먹으며 자랐다. 그가 말하기를 하루에 4번씩 성찬을 들었다. 아침은 부활절 성찬을 먹었고, 점심에는 추수 감사절 성찬을, 저녁에는 크리스마스 성찬을 먹었으며, 디저트로는 생일 잔칫상을 받았다. 그 결과 대학에 입학하기 몇 달 전인 열여덟 살 나이에 뇌졸중에 걸렸다.

뇌졸중에서 회복한 후 새로 생명을 얻은 것에 감사하게 된 그는 의과대학에 진학해 전과목에서 A학점을 받았다. 미시간 의과대학을 졸업한 후 하와이에서 인턴과정을 밟았고 그곳에서 의사생활을 시작했다. 그는 수천 명의 환자를 돌보았다. 환자들 가운데는 중국이나 필리핀에서 이주한 사람들도 있었고, 4세대 중국계 미국인과 필리핀계 미국인도 있었다.

그의 의사생활은 그리 흡족하지 못했다. 환자들이 가진 건강문제는 대부분 비만증, 당뇨병, 암, 심장질환, 그리고 관절염과 같은 만성질환으로 인한 것이었다. 그는 자기가 배운 대로, 의례적인 투약과 시술로 환자들을 치료했지만 건강을 회복하는 환자들은 적었다. 만성질환은 완치되지 않았고, 그는 의사로서 심각한 한계에 도달했음을 깨달았다. 동시에 환자들로부터 색다른 사실을 배우기 시작했다.

아시아의 주식인 쌀과 채소 같은 전통적인 음식을 먹고 살아온 아시아계 1세대와 2세대는 몸이 날씬하고 건강하며 만성질환에 덜 걸렸다. 그러나 미국식 생활에 익숙해진 3세대와 4세대는 비만, 당뇨병, 그 외에도 다른 만성질환들에 시달렸다. 존은 이런 환자들을 보면서 식이요법이 건강에 얼마나, 중요한 영향을 미치는지 깨닫기 시작했다.

맥두걸 박사는 아픈 사람을 치료하지 못했고, 약과 시술이 제대로 효과를 보여주지 못했으므로 새롭게 배우겠다는 결심으로 호놀룰루에 있는 퀸즈 메디컬센터, 의과대학원에 들어갔다. 그곳에서 그는 기존 의료계의 교육이 의사들의 사고방식을 어떻게 바꿔 놓는지를 보았다. 그는 더 좋은 의사가 되고자 입학했다. 그러나 경험 많은 의사들이 환자를 치료하는 과정을 지켜보면서 그들도, 자기보다 나을 것이 없다는 사실을 깨달았다. 그들이 치료하는 환자들 역시 회복하지 못했을 뿐만 아니라 심지어 더욱 악화된 경우도 많았다. 그는 시스템에 문제가 있음을 깨닫고 학술 논문을 읽기 시작했다. 일단 논문을 읽기 시작하자 무가공 식품, 식물성 식이요법이 환자를 괴롭히는 질병을 예방할 뿐만 아니라 치료할 수 있는 잠재력이 있음을 깨달았다. 그러나 그의 스승이나 동료들은 새로운 생각을 호의적으로 받아들이지 않았다.

의료계에서 식이요법 치료는 엉터리 치료법으로 간주되었다. 그는 묻곤 했다. "식이요법이 심장질환과 아무런 관계가 없다니요?" 그러면 동료들은 거기에는 많은 논란이 있다고만 말했다. 그는 계속해서 학술 논문을 읽었고 동료들과 이야기를 나누었지만 좌절감만 심해졌다. "논문을 아무리 읽어보아도 논란은 찾을 수 없었습니다. 논문에서 하고 있는 말은 명확해요."

그 동안 그는 왜 그렇게 많은 의사들이 식이요법에 논란이 있는 문제라고 주장했는지 이해하게 되었다.

"그들은 아침 식탁에 앉아서 한 손에는 콜레스테롤이 동맥을 병들

게 하고 당신을 죽일 것이라는 신문기사를 들고 다른 손에는 포크를
쥔 채 베이컨을 집고 계란을 입에 넣으면서 말합니다. '이건 참 곤혹
스런 문제군. 나도 혼란스럽다고.' 그것이 문제입니다."

맥두걸 박사는 두 번째 심장마비를 당한 후에 병실에 누워 있던 38
세 남자환자와 그의 아내를 만난 이야기를 들려주었다. 담당 수련의
로서 그는 환자에게 앞으로 세 번째 치명적인 심장마비를 당하지 않
으려면 어떻게 해야 하는지 아느냐고 물었다.

"당신은 이제 서른여덟 밖에 되지 않았고 아름다운 아내와 아이
가 다섯이나 있어요. 아내를 과부로 만들고 아빠 없는 아이들로 만들
지 않기 위해서 어떻게 해야 할까요?" 그 남자는 절망스럽게 대답했
다. "제가 할 수 있는 일은 아무 것도 없어요. 저는 술도 마시지 않고
담배도 피우지 않습니다. 운동도 하구요. 지난번에 심장마비를 당한
후로 영양사가 처방해준 식이요법도 잘 따르고 있어요. 이제 더 이상
할 수 있는 일이 없습니다."

그는 그들 부부에게 식이요법에 관해 알고 있는 것을 가르쳐주었
다. 음식을 건강하게 먹으면 질병에서 회복할 수 있을지도 모른다고
말했다. 그 환자와 아내는 기쁘게 받아들였다. 그는 두 사람과 긴 대
화를 나눈 다음 병실을 나오면서 무척 뿌듯했다. 드디어 누군가를 도
울 수 있게 되었고, 마침내 마땅히 해야 할 일을 했다고 느꼈다.

그 기분은 채 2시간도 가지 않았다. 과장실에 호출을 당했다. 과장
은 수련의들에게 절대적인 권위를 행사하는 존재였다. 그가 레지던
트를 해고하면 단순히 직업을 잃을 뿐만 아니라 의사로서의 경력에

오점을 남길 수도 있었다. 그들 부부는 방금 알게 된 것들을 주치의에게 이야기했고, 주치의는 그 말이 사실이 아니라고 대꾸하고는 즉각 맥두걸 박사가 한 일을 과장에게 보고했다.

과장과 진지하게 대화를 나누는 자리에서 그는 자기가 수련의의 임무와는 거리가 먼 일을 했다는 말을 들었다. 그는 의학에 좀 진지해지고 질병이 음식과 관련이 있다는 말도 안 되는 소리는 집어 치우라고 했다. 과장은 그의 직업과 이후의 경력이 경각에 달렸다는 점을 분명히 했다. 따라서 그는 내내 입을 꼭 다물고 있어야 했다. 그가 수련의를 마치는 날 그와 과장은 마지막 대화를 나누었다. 그는 과장이 똑똑하고 마음씨가 좋은 사람이지만 현 상태에 안주하는 사람이라고 기억했다. 과장은 그를 자리에 앉히고 말했다.

"나는 자네가 좋은 의사라고 생각하네. 자네 가족도 좋아하고 아끼고 있어. 그래서 내가 이런 말을 하는 거네. 나는 자네가 그 말도 안 되는 음식에 대한 생각으로 굶어죽게 될까봐 염려스러워. 자네가 앞으로 하게 될 일은 수많은 부랑자와 히피들을 끌어들이는 일이 될 거야."

그는 잠시 동안 생각을 정리하고 말했다. "아마 그렇게 될지도 모르겠습니다. 그러면 제가 굶주려야겠지요. 하지만 저는 환자들에게 아무 효과도 없는 약품을 주고 수술을 받게 하지는 않을 겁니다. 게다가 저는 과장님이 틀렸다고 생각합니다. 제가 끌어들이는 사람들이 부랑자와 히피는 아닐 겁니다. 삶을 훌륭하게 살아온 성공적인 사람들일 겁니다. 그 사람들은 스스로에게 '나는 이렇게 성공을 거둔 사람인데 왜 치명적인 병에 걸린 거지?'하고 물을 겁니다."

그는 과장의 넉넉한 배를 바라보면서 말을 계속했다. "그 사람들은 물을 겁니다. '나는 이렇게 큰 성공을 거두었는데 왜 내 건강과 미래는 통제 불능이 되어 버린 거지?' 그들은 제가 하는 말을 생각하는 대신 행동으로 옮길 겁니다."

그는 영양학 강의를 단1시간만 들은 채 공식적인 의학교육을 마쳤다. 그 1시간짜리 교육이라는 것도 어떤 유아식을 사용할 것인지에 관한 것이었다. 그가 경험한 것은 의사들이 받고 있는 영양교육이 전적으로 부적절하다는 것을 확인해 주었을 뿐이다. 의학교육이 제약산업과 한 통속이 된지는 꽤 오래 되었다. 그는 이 문제의 심각성과 교육체계가 얼마나 부정에 물들었는지 이야기했다.

"의사의 문제는 교육과 더불어 시작됩니다. 교육에서 연구까지 모든 시스템이 제약산업의 지원을 받고 있어요. 제약산업이 의사들의 마음을 사버렸고, 이런 일은 의대에 들어가자마자 시작되죠. 의대를 졸업할 때까지 모든 것을 제약회사에서 지원받습니다."

맥두걸 박사, 돈을 버리고 환자를 선택하다 맥두걸 박사는 공식적인 의학교육 과정을 마친 후 하와이에서 의사생활을 시작했다. 영양과 건강에 관한 책을 써서 전국적인 명성도 얻었다. 1980년대 중반 캘리포니아 세인트헬레나 병원에서 건강센터를 운영해달라는 제의를 해왔다.

그는 몇 년 동안 세인트헬레나에서 만족스러운 생활을 했다. 영양학을 가르쳤으며, 아픈 환자들을 치료하여 놀라운 성과를 이루어냈다. 그는 심각한 질병을 앓는 사람을 2천 명 넘게 치료했지만 16년이 넘는 기간 동안 고소를 당하기는커녕 불만신고 한 번 당하지 않았다. 중요한 것은 그가 치료한 환자들이 잘 회복되고 있다는 점이었을 것이다.

그는 계속해서 책을 출판했고 전국적인 명성을 유지했다. 하지만 시간이 지나면서 처음에 발을 들여놓았던 때와는 상황이 다르다는 것을 깨달았다. 그의 불만은 높아져 갔다. 후반기의 병원생활에 관해 그는 이렇게 말했다. "일이 지지부진했어요. 1년 내내 프로그램에 참여하는 환자가 150~170명이었고, 그것으로 끝이었죠. 발전이 없었어요. 병원에서 어떤 지원도 받지 못했고, 관리자는 무척 자주 바뀌었어요."

그는 병원의 다른 의사들과도 사소한 충돌을 겪었다. 심장내과에서는 그가 심장질환 환자들을 치료하는 방식에 반대했다. 맥두걸 박사는 그들에게 말했다. "당신이 다른 의견을 들어보도록 당신 환자들을 보내주면 나도 내 환자들 모두를 당신에게 보내겠소."

이것은 꽤 그럴듯한 제안이었지만 그들은 받아들이지 않았다. 또한 번은 그가 심장전문의에게 환자를 의뢰했는데, 그는 환자에게 우회로수술이 필요하다고 했다. 하지만 맥두걸 박사의 생각은 달랐다.

이런 일을 몇 번 겪은 다음에 그는 인내심의 한계를 느꼈다. 결국심장전문의가 맥두걸 박사의 다른 환자에게 수술을 권유했고 마침내 그는 심장전문의에게 전화했다. "이 문제로 환자와 함께 이야기를 좀 나누고 싶습니다. 선생님이 그런 권고를 하게 만든 학술적인 논문에 관해 논의하고 싶어요." 그가 제안을 받아들이지 않자 그는 다음과 같이 말했다.

"왜 의논을 하지 않겠다는 겁니까? 선생님이 지금 저 남자에게 심장을 열어야 한다고 하지 않았습니까? 그 대가로 환자에게 5만 달러나 10만 달러를 받겠지요. 이 문제를 좀 논의해야 하지 않을까요? 그래야 환자에게 공정한 일이 아닙니까?"

심장전문의는 그런 논의가 환자를 혼란스럽게 한다는 이유로 그 제안을 거절했다. 그것으로 다른 의사들이 존의 환자에게 수술을 권유하는 일은 마지막이 되었다.

한편 병원의 다른 의사들이 그에게 환자를 의뢰하는 일도 없었다. 단 한번도 없었다. 다른 의사들이 자기 아내나 자녀는 그에게 치료받도록 보냈지만 환자를 의뢰하는 일은 없었다. 그 이유는 이러했다.

"그들은 환자들이 내게 진료를 받았을 때 일어날 일이 두려웠던 겁니다. 언제나 환자들은 스스로 내게 왔어요. 심장질환이나 고혈압, 당뇨병을 앓는 환자들이 나를 찾아왔죠. 나는 환자들에게 식이요법을 하도록 하고 집에 돌아가면 약을 모두 끊게 했습니다. 환자들의 검사치는 곧 정상으로 돌아왔어요. 그들은 자기 의사에게 가서 '왜 진작 이런 이야기를 해주지 않았습니까? 왜 내가 고통을 겪고, 많은 돈을 쓰게 하고, 거의 죽게 만들었습니까? 내가 해야 할 일은 오트밀을 먹는 것 하나면 되었는걸요'하고 말했습니다. 의사들은 그 말을 듣고 싶지 않았던 것입니다."

맥두걸 박사는 스웽크 박사가 은퇴하려고 한다는 것을 알고 그와 연락했다. 그는 스웽크 박사를 오랫동안 알아왔고 존경했다. 그는 스웽크 박사의 다발성 신경증 프로그램을 이어받아 세인트헬레나 병원의 건강센터와 통합하여 그의 업적을 보존하고 싶다고 말했다. 스웽크 박사도 이에 동의했으므로 그는 무척 기쁘게 일을 이어받기로 했다.

그는 그때를 되돌아보면서 말했다. "이 일을 하지 않을 이유를 단 하나라도 생각할 수 있겠습니까? 그것은 너무나 분명했어요." 그는 이 계획을 부서장과 의논했다. 부서장은 그의 이야기를 들은 다음 병원에서 원하지 않을 거라고 말했다.

"글쎄, 지금 당장은 어떤 프로그램도 새로 시작하고 싶지 않아요." 그는 어이가 없어 물었다. "이유를 말해 보세요. 이것이 병원에 어떤 의미가 있죠? 왜 우리가 여기 있는 겁니까? 저는 우리가 아픈 사람들을 치료하기 위해 있는 것으로 아는데요."

부서장의 대답은 걸출했다. "음, 우리가 그런 이유로 여기 있기도 하지만 선생님도 알다시피 다발성 경화증 환자들은 정말로 바람직한 환자들이 아닙니다. 대부분의 신경과의사들이 다발성 경화증 환자들을 진료하고 싶어 하지 않아요." 맥두걸 박사는 자기가 들은 말을 믿을 수 없었다. 긴장된 순간이 지나자 그는 말했다.

"잠깐만요. 저는 의사입니다. 여기는 병원이구요. 제가 알기로 우리 임무는 아픈 사람들의 고통을 경감시켜주어야 하는 것입니다. 이 사람들은 아픈 사람들입니다. 다른 의사들이 그들의 고통을 도와줄 수 없다고 해서 우리도 모른 체해야 한다는 겁니까? 우리가 할 수 있다는 근거가 있어요. 저는 치료를 필요로 하는 환자들을 위해 효과적인 치료법을 알고 있고, 여기는 병원입니다. 우리가 왜 그런 환자들을 도와줄 수 없는지 그 이유를 제게 설명해 주시겠습니까?"

그는 말을 계속했다. "병원장과 얘기를 좀 나누고 싶습니다. 제가왜 이 프로그램이 필요한지, 왜 병원이 이 프로그램을 필요로 하는지, 그리고 왜 환자들이 이 프로그램이 필요한지 그 이유를 설명하겠어요. 원장님과 약속을 좀 잡아주세요."

결국 병원장도 프로그램을 진행하기는 어렵다고 했다. 그는 아내와 의논했다. 그로부터 2주 후 재계약을 맺을 예정이었으나 그는 병원을 그만 두기로 결심했다. 그는 좋은 마음으로 병원을 떠났고 오늘날까지 개인적인 감정을 품지 않고 있다. 그저 병원과 자기가 가는 길이 달랐다고만 설명했다. 그는 16년 동안 고향처럼 여기던 세인트 헬레나 병원을 끝까지 좋은 기억으로 남기고자 했지만, 그 병원 역시 그저 제약회사의 돈으로 굴러가는 곳으로 변하고 말았다.

지금 맥두걸 박사는 '생활습관의학' 프로그램을 매우 성공적으로 운영하고 있으며, 유명한 웹사이트(http//www.drmcdougall.com)에서 인기 있는 칼럼을 쓰고 있다. 또한 옛 친구들이나 새로 사귄 친구들과 단체 여행을 조직하기도 하고 윈드서핑을 하면서 지낸다.

이 사람이야 말로 수많은 사람들의 건강에 도움을 주는 풍부한지식과 자격을 가진 의사였다. 그는 동료들로부터 의사로서 적절치 못한 행동을 했다고 비난 당해본 적은 없으나 의료계에서는 그의 서비스를 원치 않았다. 그는 언제나 다음과 같은 일을 생각하곤 한다.

"류마티스 관절염 환자들이 나를 찾아올 겁니다. 그들은 휠체어에서 생활하고 자동차 시동키를 돌릴 수도 없는 사람들이죠. 내가 그들을 돌볼 것이고 3, 4주 후에는 다시 자기 의사를 만나러 갈 겁니다. 그들은 걸어서 진료실까지 올라갈 것이고 의사의 손을 꼭 붙들고 악수를 나눌 겁니다. 의사는 '무척 좋아졌군요!'하고 놀라겠죠. 아주 기분이 좋은 환자는 '제가 어떤 치료를 받았는지 말씀 드리죠. 제가 맥두걸 박사를 찾아갔습니다. 그분이 내 식사를 바꾸도록 했고 지금 제 관절염은 다 나았어요'하고 말할 겁니다.

　의사들은 간단히 '오, 세상에, 그것 참 훌륭하군요! 어떤 치료를 받았든 계속하세요. 나중에 다시 뵙죠'하고 대꾸할 겁니다. '오, 세상에, 어떤 치료를 받았는지 말해 주세요. 그러면 다른 환자들에게도 그렇게 해보도록 할 테니까요'하지 않습니다. '무엇을 하고 있든 참 훌륭한 치료법이군요'하는 것이 고작이죠. 하지만 만일 환자들이 식사를 식물식으로 바꾸었다고 하면 의사는 말을 자를 겁니다. '예, 좋아요, 좋아. 환자분은 정말이지 튼튼한 체질을 가졌군요. 고맙습니다. 나중에 뵙죠' 그리고는 가능하면 얼른 환자를 진료실에서 내보낼 겁니다. 이것은 의사에게 무척 큰 위협을 주는 일이거든요."

에셀스틴과 맥두걸은 모두 영양 접근법으로 환자들을 치료하는 데 큰 성공을 거두었지만 기존 의료계에서는 이러한 프로그램을 거부하고 있다. 이 문제에 돈을 가운데 놓고 보면 진실은 확연하게 드러난다.

존 맥두걸 박사와 에셀스틴 박사에 따르면 세인트헬레나 병원 소득의 80퍼센트, 그리고 클리브랜드 클리닉 소득의 65퍼센트가 전통적인 심장질환 치료와 수술적인 중재에서 나온다. 하지만 이것은 돈과 관련된 문제만도 아니다. 지적인 위협에 대한 도전이기도 하다. 통제권을 쥔 사람이 의사가 아니라 환자가 될 수 있다는 위협, 음식과 같은 간단한 것이 약과 고도의 기술을 요하는 시술보다 강력한 효과를 낼 수 있다는 것에 대한 위협감이다. 이런 일은 의과대학에서 영양학 교육이 부족하기 때문일 수 있고, 제약산업의 ,영향력일 수도 있다. 그것이 무엇이든 의료계가 우리 건강을 지켜주지 않는다는 것은 명백하다.

-위 글은 미국측 출판사인 BenBella Books와 한국측 출판사 '열린과학'의 허락을 얻어 콜린 캠벨 박사의 '무엇을 먹을 것인가'의 17장에서 발췌, 정리한 것임을 알려드립니다.

나는 10여 년 전 설거지를 하면서 깨달음 하나를 얻었다. 나는 그 당시 세상의 달콤한 설탕물을 빨다가 돌아와 자진해서 단순한 삶과 식물식을 실천하기 시작할 때였다. 친구가 놀러 왔고 친구의 성화에 못 이겨 어쩔 수 없이 고기를 구워먹었다. 그가 돌아간 후 허연 기름이 묻은 프라이팬을 놓고 생각에 잠겼다. 나는 또한 그 당시 자연주의자로 돌아가기로 결심했고, 당연히 세숫비누와 하이타이와 퐁퐁과 치약과 샴푸와 로션 등을 집 안에서 치워 버린 터였다. 당연히 퐁퐁이 없어서 기름기를 닦을 수 없었던 것이다. 아하! 이런 현상이 몸에서 똑같이 일어나겠구나······.

동대문 광장시장에 가면 '순희네 빈대떡'이라는 유명한 음식점이 있다. 나는 외국에서 손님들이 오면 전통시장 보여주는 것을 즐겨하는데 그 광장시장에서 화들짝 놀랐다. 빈대떡을 부치는 것이 아니라 기름에 튀기고 있었기 때문이다. 이제 한국에서는 기름에 튀긴 음식이 대세로 우뚝 자리잡았다. 프라이드 치킨이 그렇고 도너츠가 그렇고 돈까스가 그렇고 심지어는 호떡까지 튀겨낸다. 우리의 삶 자체가 기름범벅이 되어 살고 있는 셈이다.

사람들은 식물식을 하면 사회생활이 불편하다고 말한다. 고기도 먹어야 하고 동료들과 어울려야 승진도 하고 돈도 벌어야 하기 때문이다. 그러나 나는 절대 불편할 일 없다고 단언한다. 쑥스럽지만 내 이야기를 해보자. 나는 오랫동안 아침을 안 먹고(공복상태를 오래 유지하면 소화력이 강해진다) 점심은 과일만 먹고 저녁은 현미채식을 해오고 있다. 일단 돈이 안 들어 좋고 무엇을 먹을까 염려하지 않아서 좋다. 또한 친구들과의 술자리에 가기를 좋아한다. 고깃집에 가면 평소에 집에서 먹기 힘든 채소들이 가득하기 때문이다. 상추쌈이나 양파나 파무침을 몇 번씩(죄송한 표정을 지어가면서) 시켜먹는다. 고깃집은 정말이지 채식주의를 실천하기에 완벽한 장소다. 그것은 마치 내가 그렇게 증오하던 적의 진지에 초대되어 들어가 황금덩어리를 선물로 받고 나오는 것과 똑같다. 세상엔 적들이 많기도 하지만 우리는 그 적들을 우리 편으로 얼마든지 만들 수 있다. 그렇게 채소를 먹고 나면 다음날 변을 얼마나 시원하게 보는지 모른다. 체중계의 눈금은 어제보다 1kg이나 줄어있다.

당신도 이렇게 한 달만 실천해보시라. 나는 80kg에서 63kg으로 몸무게를 줄였다. '너 그 뱃살 어떡할래 쯧쯧' 소리를 듣다가 '총각 몸매

시네요'라는 소리들을 듣게 되었다. 30분 이상 걸으면 숨이 찼었는데 5시간 산행도 날아다니게 되었다. 고통스럽던 알러지도 사라졌다. 당연히 20년 넘게 병원에 가본 적이 없다. 나는 자유인이 된 것이다. 자유인이란 무엇인가. 그것 없이 못사는 사람은 감옥에 갇힌 사람이다. 병원과 약과 자동차와 화장품과 샴푸가 없으면 못사는 사람은 세상이라는 감옥에 갇힌 죄수나 다름없다. 그러나 그런 것이 거의 다 필요가 없어졌다. 나는 '소년이 강가에서 손으로 물을 떠먹는 모습을 보고 집에 있는 컵을 버렸다던 디오게네스'처럼 자유인이 되었다. 나는 조금 가난해졌지만 단순해졌고 비로소 행복해지기 시작했다. 음식을 바꾸면 몸이 바뀌고 생활이 바뀌고 영혼까지 바뀐다. 많은 채식인들처럼 나 또한 그 살아있는 증거가 되었다.

우리 인간은 700만년 동안 진화해오면서 항상 굶주렸다. 우리 몸에는 기아유전자가 형성되어 있다. 그래서 지방이 몸에 들어오면 재빨리 저장해서 만약에 올지 모를 기아상태를 대비해왔다. 음식은 항상 부족했고 그 부족한 음식에 맞게 인류의 몸이 진화해온 것이다. 진화생물학자들에 의하면 우리 인류의 조상인 호모 사피엔스는 하루에 겨우 한 끼, 많아야 두 끼 정도를 먹었으며 기껏해야 한 달에 한두 번 정도 육식을 했다고 한다.

멀리 갈 필요도 없다. 1980년대까지만 해도 부자들을 제외하고 일반적인 한국인은 한 달에 한두 번이나 고기를 먹었을까? 그러나 세상이 달라지고 각종 가짜기름과 공장식 육류가 쏟아져 나오면서 우리의 몸을 퉁퉁 붓게 했고 병의 종류를 늘렸다.

그러던 중 나는 내 절친한 친구의 사망소식을 듣게 되었다. 그는 어릴 적 한 동네에 살았고 중고등학교 6년 동안 동창이었다. 나는 '그것은 왜 그러냐'고 선생님께 질문을 잘하는 반골기질의 학생이었지만 그는 품행이 단정한 모범생이었다. 당연히 선생님은 나보다 그를 좋아했다. 그의 성적은 S대에 들어갈 수 있었지만 데모하는 대학을 피해야 한다는 아버님의 준엄한 명령을 거스르지 않고 다른 명문대로 진학했다. 졸업 후 취직을 해야 했지만 교환교수로 가는 아버님을 따라 미국에서 대학원을 다녔다. 미국에서 돌아와 대기업에 입사했고 외국계 투자회사를 다니며 승진을 거듭했다. 아름다운 아내를 얻었고 부러워할 것 없는 인생이었다.

그러던 그가 어느 날 집 욕실에서 나오다가 아무런 이유도 없이 쓰러졌다. 심장마비였다. 에셀스틴 박사가 말하는 지방 가득한 음식으로 인한 혈관질환이었다는 말이다. 손 쓸 사이도 없이 그는 그 자리에서 젊은 삶을 마감했다. 에셀스틴 박사가 14장에서 언급한 '심장병 환자 4명 중에서 1명에게 나타나는 최초의 증상' 바로 사망이었던 것이다. 나는 내 친구와 음식에 관련된 얘기는 해보지 않았지만(사람들은 일반적으로 채식인들을 별종으로 보기 때문에) 그는 왜? 라는 질문을 좀처럼 하지 않는 사람이었다. '음식을 골고루 먹어야 한다'는 세상의 통념을 정면에서 반박하는 나와 달리, 그는 보통의 한국인처럼 세상의 뜻에 따랐고 세상의 음식을 먹었다. 나는 지금 내 친구를 탓하는 것이 아니다. 나도 충분히 슬펐고 많이 놀랐었다. 그는 적지 않은 부와 명예를 남기고 떠났다.

한국에서 사망원인 1위는 혈관질환(심근경색, 뇌졸중 등을 포함하면 암보다 높다)인데 하루에 무려 160여명이 사망한다. 1년에 무려 6만 명이 혈관질병으로 사망한다는 말이다. 이것은 경기도 가평군의 인구가 매년 한반도에서 사라지는 것과 같다. 이 혈관질환을 일으키는 직접적인 원인이 바로 과도한 지방섭취다. 무섭지 않은가?

진실은 너무 단순하다. 그리고 그런 진실은 진정성을 가지고 있다. 이 책은 그 단순한 진리를 저자가 직접 체험한 12년의 실험을 통해서 조목조목 증명해낸다. 바로 과도한 지방섭취가 어떻게 비만을 만들고 목숨을 앗아가는지 설명해놓았다. 그 해결책을 적어놓았음도 물론이다. 에셀스틴 박사는 '지방이 우리 몸에 미치는 영향' 분야에서는 세계적인 권위자다. 그는 12년 동안 동맥경화에 걸려 곧 죽어가는 18명의 환자를 대상으로 실험했는데, 단순히 음식만 바꾸어서, 실험에 끝까지 참여한 환자 모두의 목숨을 살려냈다. 무덤에 들어가는 시체들을 끌어내서 부활시킨 것이다. 이 책은 발간 후 몇 년 동안 미국 건강분야 베스트셀러 자리를 놓치고 있지 않은 명저 중의 명저로 소문나 있다.

클린턴 전 대통령의 이야기도 화제다. 던킨도너츠를 수십 개나 먹던 사람, 맥도널드 햄버거를 사랑하던 클린턴은 결국 2004년에 관상동맥우회수술을, 2005년에는 폐질환수술을, 2010년에는 심장수술을 받았다. 그런 그가 에셀스틴 박사의 지도로 음식습관을 바꾸고 나서 15kg을 감량하고 심장병을 완치했던 일화는 유명하다. 뉴욕타임스에 소개되어 에셀스틴 박사의 지명도를 높였음은 물론이다.

그럼에도 불구하고 나는 에셀스틴 박사의 책이 한 번도 우리나라에 소개되지 않았다는 사실을 알고 화들짝 놀랐다. 그러니 이 책을 번역하는 내내 얼마나 가슴이 떨리고 즐거웠는지 독자여러분은 상상할 수 있으리라. 그것은 마치 평생 모아둔 현금 10억 원이 불에 타 없어진 줄 알고 자살하러 마포대교로 가던 중에, 현관문 앞 쓰레기통에서 그 현금다발을 발견한 기분이랄까?

이 책을 한국에서 거의 처음 영어로나마 읽었고, 그것을 아름다운 우리말로 번역까지 하게 된 나는 행운아다. 그리고 이 책의 마지막 페이지를 닫을 때쯤 독자여러분도 행운아라는 사실을 깨닫게 될 것이다. 음식은 몸을 바꾸고 마침내 영혼까지 바꾼다. 당신이 얼마나 행운아인지 알려주고 싶어 나는 지금 가슴이 뛴다.

1장

1. Government Accountability Office.

2. Lewis H. Kuller, et al., Archives of Internal Medicine, January 9, 2006:"10-year Followup of Subclinical Cardiovascular Disease and Risk of Coronary Heart Disease in the Cardiovascular Health Study."

3. Bertram Pitt, David Waters, et al., New England Journal of Medicine, July 8, 1999: "Aggressive Lipid-lowering Therapy Compared with Angioplasty in Stable Coronary Artery Disease."

2장

1. G. Bjerregarrd and A. Jung'u, East African Medical Journal, January 1991: "Breast Cancer in Kenya: A Histopathologic and

Epidemiologic Study."

2. K. M. Dalessandri and C. H. Organ Jr., American Journal of Surgery, April 1995: "Surgery, Drugs, Lifestyle and Hyperlipidemia."

3. T. Colin Campbell with Thomas M. Campbell II, The China Study, BenBella Books, 2005.

4. National Heart, Lung and Blood Institute, National Institutes of Health.

5. R. W. Wissler, D. Vesselinovitch, Advanced Veterinary Science Comp Med, 1977: "Atherosclerosis in Nonhuman Primates."

3장

1. Campbell with Campbell.

2. The most frequent dosage was 4 grams, twice a day, of cholestyramine, and 40 to 60 milligrams daily of lovastatin.

4장

1. K. M. Dalessandri and C. H. Organ, Jr., American Journal of Surgery, April 1995: "Surgery, Drugs, Lifestyle and Hyperlipidemia."

2. Campbell with Campbell.

3. W. Castelli, J. Doyle, T. Gordon, et al., Circulation, May 1977: "HDL Cholesterol and Other Lipids in Coronary Heart Disease."

5장

1. N. B. Oldridge, G. H. Guyatt, M. E. Fischer, and A. A. Rimm, Journal of the American Medical Association, August 19, 1988: "Cardiac Rehabilitation After Myocardial Infarction; Combined Experience of Randomized Clinical Trials."

2. Various authors, Journal of the American Medical Association, February 8, 2006: "Low-Fat Dietary Pattern and Risk of Invasive Breast Cancer"; "Low-Fat Dietary Pattern and Risk of Colorectal Cancer and LowFat Dietary Pattern and Risk of Cardiovascular Disease: The Women's Health Initiative Randomized Controlled Dietary Modification Trial." 9781583333006_Prevent_TX_p1-307.qxp 5/7/14 2:21 PM Page 289 NOT FOR DISTRIBUTION

3. W. C. Roberts, American Journal of Cardiology, September 1, 1989:"Atherosclerotic Risk Factors—re There Ten or Is There Only One?"

4. R. Luyken, F. Luyken-Louing, and N. Pikaar, American Journal of Clinical Nutrition, 1964: "Nutrition Studies in New Guinea;Epidemiological Studies in a Highland Population of New Guinea:Environment, Culture and Health Status."

5. N. Werner, et al., New England Journal of Medicine, September 8, 2005: "Circulating Endothelial Progenitor Cells and Cardiovascular Outcomes."

6. Robert A. Vogel, Clinical Cardiology, June 1999: "Brachial Artery Ultrasound: A Noninvasive Tool in the Assessment of

Triglyceride-Rich Lipoproteins."

7. Christopher P. Cannon, et al., New England Journal of Medicine, April

8, 2004: "Intensive versus Moderate Lipid Lowering with Statins After Acute Coronary Syndromes." 8. The Nobel laureates: Drs. Robert F. Furchgott, Ferid Murad, and Louis J. Ignarro.

6장

1. E. A. Brinton, S. Eisenberg, and J. L. Breslow, Journal of Clinical Investigation, January 1990: "A Low-fat Diet Decreases HighDensity Lipoprotein (HDL) Cholesterol Levels by Decreasing HDL Apolipoprotein Transport Rates."

7장

1. K. L. Gould, Circulation, September 1994:"Reversal of Coronary Atherosclerosis: Clinical Promise as the Basis for Noninvasive Management of Coronary Artery Disease."

2. J. Stamler, D. Wentworth, and J. D. Neaton, for MRFIT Research Group, Journal of the American Medical Association, November 28, 1986: "Is Relationship Between Serum Cholesterol and Risk of Premature Death from Coronary Heart Disease Continuous and Graded?"

3. W. Castelli, Prevention, November 1996: "Take This Letter to Your Doctor."

4. Nutrition Action, September 2004, Volume 31.

5. Campbell with Campbell.

6. T. Colin Campbell, from an address to the First National Conference for the Elimination of Coronary Artery Disease, October 1991, Tucson, AZ; quoted by Charles Attwood, M.D., in an interview with the author.

7. Increasing interest in coronary disease prevention led to the 2nd National Conference on Lipids in the Elimination and Prevention of Coronary Artery Disease, held in association with The Disney Company in Orlando, Florida, in September 1997. The theme: shifting the paradigm of treatment from invasive symptomatic treatments toward arrest and reversal of disease through nutritional changes. The proceedings were published as a supplement to the American Journal of Cardiology, November 26, 1998.

8장

1. D. J. Jenkins, et al., New England Journal of Medicine, October 5, 1989: "Nibbling versus Gorging: Metabolic Advantages of Increased Meal Frequency."

9장

1. R. D. Mattes, American Journal of Clinical Nutrition, March 1993: "Fat Preference and Adherence to a Reduced-fat Diet."

2. M. H. Frick, et al., New England Journal of Medicine, November 12, 1987: "Helsinki Heart Study: Primary-prevention Trial with Gemfibrozil in Middle-aged Men with Dyslipidemia. Safety of Treatment, Changes in Risk Factors and Incidence of Coronary Heart Disease."

3. G. Weidner, S. L. Connor, J. F. Hollis, and W. E. Connor, Annals of Internal Medicine, 1992: "Improvements in Hostility and Depression in Relation to Dietary Change and Cholesterol Lowering. The Family Heart Study."

4. The Lancet, November 19, 1994, Scandinavian Simvastatin Survival Study Group: "Randomized Trial of Cholesterol Lowering in4,444 Patients with Coronary Heart Disease."

10장

"Heart Healthy" Oils?

1. Michel de Lorgeril, et al., Circulation, February16, 1999: "Mediterranean Diet, Traditional Risk Factors, and the Rate of Cardiovascular Complications After Myocardial Infarction: Final Report of the Lyon Diet Heart Study."

2. D. H. Blankenhorn, R. Johnson, et al., Journal of the American Medical Association, March 23, 1990: "The Influence of Diet on the Appearance of New Lesions in Human Coronary Arteries."

3. Lawrence L. Rudel, John S. Parks, and Janet K. Sawyer,

Arteriosclerosis, Thrombosis, and Vascular Biology, December 1995: "Compared with Dietary Monounsaturated and Saturated Fat, Polyunsaturated Fat Protects African Green Monkeys from Coronary Artery Arteriosclerosis."

4. R. Vogel, M. Corretti, and G. Plotnick, Journal of the American College of Cardiology, 2000: "The Postprandial Effect of Compo- 2 9 0 ㅣ N o t e s 9781583333006_Prevent_TX_p1-307. qxp 5/7/14 2:21 PM Page 290 NOT FOR DISTRIBUTION nents of the Mediterranean Diet on Endothelial Function."

5. N. Tsunoda, S. Ikemoto, M. Takahashi, et al., Metabolism, June 1998: "High Monounsaturated Fat Diet-induced Obesity and Diabetes."

11장

1. J. D. Hubbard, S. Inkeles, and R. J. Barnard, New England Journal of Medicine, July 4, 1985: "Nathan Pritikin's Heart."

2. Steven Aldana, Roger Greenlaw, Hans Diehl, Audrey Salberg, Ray Merrill, Seiga Ohime, and Camille Thomas, Journal of the American Dietetic Association 105 (2005): "Effects of an Intensive Diet and Physical Activity Modification Program on the Health Risks of Adults." Heike Englert, Hans Diehl, and Roger Greenlaw, Preventive Medicine 38 (2004): "Rationale and Design of the Rockford CHIP, a CommunityBased Coronary Risk Reduction Program: Results of a Pilot Phase."

3. Viking, 352 pages.

12장

1. National Center for Health Statistics, Centers for Disease Control and Prevention.
2. Pierre Aramenco et al., New England Journal of Medicine, December 1, 1994: "Atherosclerotic Disease of the Aortic Arch and the Risk of Ischemic Stroke."
3. Mark F. Newman et al., New England Journal of Medicine, February 8, 2001: "Longitudinal Assessment of Neurocognitive Function after Coronary Artery Bypass Surgery."
4. Sarah E. Vermeer et al., New England Journal of Medicine, March 27, 2003: "Silent Brain Infarcts and the Risk of Dementia and Cognitive Decline."
5. Ingmar Skoog et al., New England Journal of Medicine, January 21, 1993: "A Population Study of Dementia in 85-year-olds."
6. M. Breteler et al., British Medical Journal, June 18, 1994: "Cardiovascular Disease and Distribution of Cognitive Function in Elderly People—he Rotterdam Study."
7. Ian M. Thompson, et al., Journal of the American Medical Association, December 21, 2005: "Erectile Dysfunction and Subsequent Cardiovascular Disease."
8. James Fries and Lawrence Crapo, Vitality and Aging, W. H. Freeman & Co., 1981.

13장

1. Rene G. Favaloro, Journal of the American College of Cardiology, March 15, 1998: "Critical Analysis of Coronary Artery Bypass Graft Surgery: a 30-Year Journey."

2. John P. Cooke and Judith Zimmer, The Cardiovascular Cure: How to Strengthen Your Self-Defense Against Heart Attack and Stroke, Broadway, 2002.

3. James S. Forrester and Prediman K. Shah, Circulation, August 19, 1997: "Lipid Lowering Versus Revascularization: An Idea Whose Time (for Testing) Has Come." 4. Demosthenes D. Katritsis and John Ioannidis, Circulation, June 7, 2005: "Percutaneous Coronary Intervention Versus Conservative Therapy in Nonacute Coronary Artery Disease."

5. The Cleveland Clinic Heart Advisor, June 2006: "What to Do About Chest Pain: Your Knowledgeable Response to Discomfort Could Save Your Life."

14장

1. R. D. Mattes, American Journal of Clinical Nutrition, March 1993: "Fat Preference and Adherence to a Reduced-fat Diet." Prevent and Reverse Heart Disease